Réussir son service privé

Conseils pratiques pour les infirmières diplômées

Harriet Camp Lounsbery

Writst

Cette édition parue en 2023

ISBN : 9789359251479

Publié par
Writat
email : info@writat.com

Contenu

PRÉFACE

Même si la technique change constamment, les méthodes s'améliorent et l'enseignement dans nos écoles devient meilleur et plus complet, les vieux problèmes du travail privé restent toujours confrontés et la jeune sœur de notre monde infirmier a toujours besoin d'être conseillée, guidée et aidée. . C'est pour ces jeunes infirmières libérales que ce livre a été écrit.

Pendant six ans, j'ai sillonné l'une de nos grandes villes pour faire des soins infirmiers privés, et je me souviens, comme si c'était hier, du curieux petit serrement de cœur que j'éprouvais en montant les marches d'une maison où il y avait un nouveau patient qui avait besoin de mes soins. "Est-ce que je ferais tout correctement ?" "Pourrais-je plaire au patient et à ses amis ?" "Le médecin serait-il satisfait de mes efforts ?" "Qu'est-ce que je ressentirais en partant ?" « Encouragé ou désespéré ? "Joyeux ou triste?" Une maison étrange a l'air si intimidante, "celle-ci aurait-elle un jour l'air amicale ?" Il y a du temps, en montant les marches, pour que ces pensées et bien d'autres encore se pressent dans l'esprit de l'infirmière. Cependant, une fois en présence du patient, tout cela change rapidement et l'action fait fuir tous les doutes et tous les doutes.

Les "indices" donnés ici sont le fruit de ma propre expérience et de celle des diplômés de l'école dont j'étais le surintendant. Nous avons eu de nombreuses et longues discussions, lorsqu'ils ont ressenti le besoin de revenir à leur domicile hospitalier pour obtenir conseils et réconfort. C'est un souhait sincère d'aider le jeune diplômé à parcourir les chemins complexes que l'infirmière inexpérimentée doit souvent emprunter qui m'a conduit à réviser certaines premières contributions [Note de bas de page : Imprimé avec la permission de l'infirmière qualifiée.] *à l' infirmière qualifiée* et à écrire quelques-unes. de nouveaux, parus au cours de l'année écoulée, dans l' *American Journal of Nursing* .

Dans le chapitre « Conseils à l'infirmière obstétricale », il y a peu ou rien de ce qui est couramment enseigné en classe.

Tout cela est si bien fait qu'il serait fastidieux de le répéter ici. Toute l'asepsie est familière à chaque diplômé. Elle sait comment stériliser tout et n'importe quoi, mais parfois elle ne sait pas comment laver et sécher au mieux les petites chemises ou les châles tricotés du bébé. Parfois, elle ne se rend pas compte que si la layette ne peut pas être achetée dans un magasin, le vieux linge de table fait les meilleures couches pour le nouveau-né et que sa taie d'oreiller ne devrait pas avoir de broderie au centre.

Je souhaite dans cette partie donner à l'infirmière des indications telles qu'elle puisse aider toute femme qui souhaite préparer son accouchement. On m'a demandé tellement de fois de dire à une jeune femme enceinte exactement *quoi* acheter, que j'ai dressé, pour plus de commodité, une liste aussi complète que nécessaire pour tout bébé ou toute mère, avec quelques indications sur la façon de laver le bébé. Le reste, on s'attend à ce que toute infirmière diplômée d'une école de formation le sache. Le tableau permettant de calculer l'accouchement en attente a été découpé dans un document médical et m'a été remis par un médecin il y a quelques années. Il ne savait pas qui l'avait écrit, moi non plus, mais il l'a toujours utilisé et je l'ai trouvé très précis.

Les recettes que j'ai données sont, je le sais, fiables, ayant toutes été testées de nombreuses fois. La plupart des aliments que chaque infirmière a probablement préparés, mais les proportions exactes ont tendance à échapper à la mémoire. Qu'il s'agisse d'une pinte de lait ou d'un litre qui doit être mélangé avec deux œufs pour une crème anglaise ne semble pas vraiment un problème à une femme de ménage, mais pour une infirmière qui n'a peut-être pas préparé de crème anglaise depuis un an, cela peut poser de nombreuses difficultés. .

J'ai essayé d'aider dans cette partie la plus importante du devoir d'une infirmière, et non seulement en ce qui concerne la nourriture servie au patient, mais la manière *de* la servir, laquelle dernière est vraiment pour un malade aussi importante que la nourriture elle-même. Les quelques feuilles que j'ai laissées en blanc sont destinées aux recettes supplémentaires que chaque infirmière rassemblera en allant de maison en maison. N'importe quelle cuisinière sera heureuse de donner quelques indications sur la façon dont elle fait ceci ou cela, et aucune infirmière ne devrait être trop fière d'apprendre du cuisinier ou de qui que ce soit d'autre. Je n'oublierai jamais la grosse petite Irlandaise qui m'a appris à faire du bouillon de palourdes, ni la fierté qu'elle a ressentie lors de mon premier succès. Demander conseil au cuisinier familial est parfois une bonne politique ; elle est souvent si disposée à s'offusquer de tout travail supplémentaire causé par la maladie ou par l'infirmière qu'il vaut la peine de la concilier, en lui demandant son aide ou ses conseils. Sentir qu'elle peut enseigner à « l'infirmière de formation » fera souvent du cuisinier un ami, ce qui rendra les choses plus agréables partout. C'est dans l'espoir que ces conseils simples et peut-être quelque peu démodés puissent être d'une réelle utilité, que ce petit livre est envoyé pour faire tout le bien qu'il peut à ceux qui se lancent dans leur carrière professionnelle. C'est toujours vers les jeunes que nous, les aînés , nous tournons nos regards, sachant, comme l'a dit avec raison Mme Isabel Hampton Robb : « Le travail sera retiré de nos mains et poursuivi vers des idéaux plus élevés et des objectifs plus élevés par les jeunes mains, les cœurs et les cerveaux forts des gens. futures infirmières. » HCL

Charleston, Virginie-Occidentale.

MOI
L'INFIRMIÈRE ET SON PATIENT

Vous penserez peut-être qu'il n'est pas nécessaire que je vous en dise davantage sur « le patient ». Vous direz peut-être : « Ai-je reçu toute cette formation et dois-je encore savoir comment soigner un patient ? Je réponds qu'on vous a appris à surveiller les progrès des maladies, à suivre intelligemment les ordres du médecin, ainsi qu'à certains arts manuels, dont la maîtrise est sans doute la plus nécessaire, mais il y a beaucoup plus de compréhension dans le sens du terme " une bonne infirmière" que ça. Combien de fois entendons-nous des histoires d'infirmières qui étaient bonnes — *mais* — qui étaient habiles — *mais* — et après cela *vient* une longue liste de défauts qui n'apparaissent pas tellement dans la vie hospitalière, où la routine, les nombreuses règles et les une surveillance constante les rend moins susceptibles de devenir importants. "Elle claque les portes." "Elle brise la fine porcelaine ." "Elle porte des chaussures lourdes", ou "Elle parle trop", ou "Elle est jolie et passe trop de temps sur ses cheveux" - mais pourquoi continuer ? Vous avez tous entendu de telles histoires *ad nauseam* , et si vous êtes sage, vous dresserez un panneau indicateur contre chacun de ces pièges dans lesquels sont tombées vos sœurs infirmières, et vous y inscrirez en grandes lettres claires : "Danger ! Marcher sur cet endroit interdit." Voilà en guise d'excuses de vous avoir offert une fois de plus une conférence sur « le patient ».

La relation entre l'infirmière et le patient doit, dès le début, être plus qu'amicale. Vous êtes venu accorder la bénédiction inestimable de soins inlassables et habiles à quelqu'un qui devrait le recevoir avec reconnaissance, et croyez-moi, si vous n'allez pas vers votre patient avec un sentiment de gratitude envers Dieu de vous avoir permis d'assumer une confiance aussi sacrée que le soin d'une vie humaine, vous n'êtes pas en état d'entreprendre le travail. Vos soins infirmiers devraient être, d'une certaine manière, un représentant de votre propre état spirituel ; en le regardant dans son aspect le plus élevé, signe extérieur et visible d'une grâce intérieure et spirituelle.

Il faut donc avant tout avoir une entière sympathie pour le malade — et ici ne vous méprenez pas — par sympathie, je n'entends pas sentimentalisme. Les deux émotions sont aussi éloignées que les pôles. Vous devez donc avoir de la sympathie, et si vous ne la ressentez pas intuitivement, laissez-moi vous dire quoi faire pour réveiller vos sentiments endormis. Essayez sérieusement de vous mettre à la place du patient. A-t-elle subi une opération quelconque, et vous avez essayé toute la nuit de la faire taire sur le dos, et elle vous a supplié de la laisser se retourner « jamais si peu » ? Lorsque vous allez vous allonger et que vous avez peut-être mal au dos et que vous vous sentez fatigué, au lieu de vous installer dans la position la plus confortable possible, allongez-vous droit et droit sur le dos et dites-vous : « Maintenant, je ne peux plus me retourner. " et imaginez que vous avez à vos côtés une infirmière qui ne vous laisse pas vous retourner. Vous saurez au bout d'une heure que votre patiente a eu une bonne excuse à toutes ses plaintes, et la nuit suivante vous saurez exactement où glisser votre main au creux du dos ou sous les épaules pour donner un peu facilité. Le malade profitera d'un tel exercice de la part de l'infirmière, et vos sympathies s'en trouveront ravivées. N'oubliez jamais que *le patient est malade* et que vous ne l'êtes *pas* . Vous pouvez, vous devez être ferme sur ce que vous savez être pour le bien de votre patient, mais vous ne devez jamais être dictatorial ou argumentatif. Il est difficile, je le sais, de supporter tous les caprices insensés et déraisonnables des malades, mais si vous êtes de vraies infirmières , vous le ferez. Il y a cependant quelques pensées consolantes qui m'ont toujours aidé et que je vais vous raconter. En premier lieu, rappelez-vous toujours, comme je l'ai déjà dit, que le malade *est* malade et que, pour cette raison, vous pouvez négliger beaucoup de choses. En deuxième lieu, rappelez-vous que cela ne durera pas longtemps. Quelques jours ou semaines apporteront sûrement un changement. En raison de la nature de sa maladie, elle ne peut pas rester longtemps dans ce stade très éprouvant, à moins qu'elle ne souffre d'une sorte de manie, et bien sûr, si tel est le cas, vous n'avez pas besoin de prêter attention à ses caprices. Si elle dit que le blanc est noir, laissez tomber. Cela ne signifie pas qu'elle le dise, mais si vous argumentez sur ce point et mettez toute votre sagesse à profit dans votre démonstration, vous pouvez amener son pouls et sa température à un point qui lui fera un réel préjudice.

Le tact , comme vous le savez, vaut tout pour vous, et grâce à lui vous gagnerez votre chemin vers tous les cœurs. Essayez donc de ressentir ce que ressent la patiente, et vous saurez par instinct comment la traiter, et vous serez peut-être souvent récompensé pour quelque petit acte par l'agréable surprise avec laquelle elle vous dira : « Comment saviez-vous que je le voulais ? fait?" Vous n'avez pas besoin de lui dire comment vous l'avez su, mais vous pouvez être sûr qu'elle vous appréciera d'autant plus pour votre prévoyance. Ses oreillers peuvent être plats et chauds, ses cheveux inconfortables, ses draps froissés ou défaits depuis le bas ; tout cela et une douzaine d'autres petites choses peuvent être arrangées si facilement, et elles contribuent tellement au confort du malade une fois accomplies, qu'il faut toujours les avoir à l'esprit.

Soyez également très prudent quant aux affaires de votre patiente, à son tiroir du haut, à ses diverses boîtes et à sa lingerie. Vous devez garder toutes ces choses comme elle. Vous pensez peut-être que c'est une chose très stupide de sa part d'avoir trois piles de mouchoirs, chacune d'un âge ou d'un degré de finesse différent, mais si c'est sa façon de faire, elle sera plus satisfaite si elle sait que vous ne poserez pas un beau mouchoir. sur un plus commun. Gardez-les donc aussi soigneusement divisés que s'il s'agissait des deux parties d'une poudre de Seidlitz.

Accrochez soigneusement ses vêtements chaque fois qu'elle se recouche, que ce soit une ou plusieurs fois dans la journée. Séparez-les et accrochez-les ; ne les ramassez pas tous ensemble et ne les placez pas sur une chaise. Rangez ses chaussures, posez les bas sur une étagère ou mettez-les à l'intérieur des chaussures. Pliez son joli châle ou kimono et rangez-le dans un tiroir. Montrez-lui que vous connaissez une bonne chose et que vous savez comment en prendre soin.

Rangez la porcelaine fine , le verre et le bric-à-brac, si elle est très malade et que vous avez besoin d'espace pour les verres ou autres articles nécessaires. Ce sera une manière agréable de tromper l'ennui d'une longue journée de convalescence que de les amener et de les ranger à leur place habituelle. Faites attention aux livres, aux nappes et à tous les articles de luxe et de beauté que vous trouverez dans nombre de nos hôtels citadins. Rappelez-vous que ces choses appartiennent à quelqu'un d' autre, même si vous êtes pour le gardien actuel, et pensez à quel point vous vous sentiriez provoqué si un étranger venait chez vous et, même si elle vous soignait, elle laissait de nombreux blessés. derrière elle , des assiettes, des vases cassés et des tasses sans anse . Je pense que tu ne voudrais plus qu'elle t'allaite.

J'ai vu récemment dans un magazine anglais consacré aux soins infirmiers, un article très intelligent sur "Talk". L'écrivain, infirmière, pensait que les sujets étaient rares. Elle dit : « Il ne faut pas parler à la patiente de son propre problème, cela la rendrait morbide ; ni du médecin, car ce serait du bavardage ; ni de l'hôpital, car les hôpitaux sont pleins d'horreurs ; ni des autres infirmières, car cela pourrait conduire à parler de scandale ; ou sur d'autres patients, car cela serait une trahison de confiance. Maintenant, de quoi *parler* quand un patient est assez bien pour parler, et que vous lui parliez ne lui fera pas de mal (mais sur ce point soyez bien sûr avant de déployer votre éloquence) ? C'est en effet toute une question, et l'infirmière doit souvent user de toute son ingéniosité pour maintenir le patient sur les bons sujets, car même les patients, bien qu'ils trouvent si répréhensible chez une infirmière de parler ragots, ne dédaignez pas de servir de temps en temps leurs voisins à la nourrice avec une sauce à scandale très relevée, et ici il faut que l'honneur de la nourrice entre en jeu ; qu'elle l'oublie s'il est possible, car malheur à la pauvre fille si dans sa prochaine place, elle laisse échapper involontairement tous les secrets qu'elle a entendus au cours de ces longues conversations. Essayez alors d'éviter les voisins. Si votre patient est une personne cultivée et que vous connaissez vous-même les livres, vous avez un sujet qui ne manque jamais. Tous les derniers livres, les livres célèbres, les livres les plus amusants, et si vous savez lire à haute voix et que la patiente aime vous entendre, lisez-lui, et cela vous fera du bien à tous les deux, mais veillez à ne pas la fatiguer en lisant trop. à la fois. Parlez des endroits intéressants que vous avez visités et elle fera de même, des photos que vous avez vues et, enfin et surtout, vous pouvez parler de vêtements. Généralement, la première affaire sérieuse qui préoccupe une convalescente est l'achat et la confection de nouveaux vêtements. Elle veut quelque chose de nouveau et de frais, et si vous pouvez lui donner de nouvelles idées à ce sujet ou lui parler de jolis tissus que vous avez vus dans les vitrines, vous vous montrerez aussi amusant que si vous parliez de n'importe lequel des sujets interdits. et bien plus utile."

Je voudrais, en terminant ce chapitre, dire un mot sur la lecture des journaux quotidiens. Si votre patiente est une femme, elle voudra savoir exactement ce qui vous intéresserait, et c'est très simple ; mais si votre patient est un homme, il est plus difficile de savoir ce qu'il voudra ; la politique, le marché monétaire, etc., que la plupart des femmes ignorent. Si donc votre patient est un homme, commencez par la première page et lisez lentement les titres des nouvelles, quand on lui trouvera ce qu'il est souhaitable d'entendre, il vous dira de le lire ; lorsque vous aurez lu l'actualité, vous pourrez vous tourner vers la page éditoriale et y faire de même. À moins que vous ne connaissiez très bien votre patient, n'essayez pas de l'éclairer sur les cotations boursières, car il est, je suppose, presque impossible pour une femme ordinaire de les lire de manière à ce qu'un homme la comprenne. Il se moquera probablement de votre effort bien intentionné et vous demandera de « bien vouloir le laisser regarder le journal », lorsqu'il découvrira dans un instant ce que vous avez essayé de dire.

II
L'INFIRMIÈRE ET LE MÉDECIN

Je suppose qu'aucune infirmière ne suit une école de formation sans être dûment impressionnée par tous les médecins du personnel chargé de cours qui leur montrent qu'eux, les médecins, sont les généraux de la campagne. Elle et ses camarades sont les aides, et qu'elle aura la gentillesse de se souvenir de ce fait, et de ne pas faire de suggestions à lui, au médecin, ni de lui donner les fruits de sa riche expérience de trois ans dans un hôpital, et plus ou moins temps, peut-être, depuis qu'elle a obtenu son diplôme. Mais même si je pense que vous le savez tous, il y a certains points de vos liens avec le médecin qui ne sont peut-être pas aussi clairs.

En premier lieu, rappelez-vous donc que vous êtes son *aide,* que vous devez l'aider de toutes les manières possibles, que vous ne devez jamais travailler contre lui, et ne jamais affaiblir la confiance du patient en lui. Si vous ne comprenez pas pourquoi il fait ceci et cela, demandez-lui une explication, si vous le connaissez assez bien, et si vos questions sont raisonnables et intelligemment posées, il se fera un plaisir de vous répondre et de vous expliquer tout ce que vous souhaitez. ; mais si vous ne connaissez pas la raison d'un certain ordre, et, de plus, s'il ne vous le dit pas, ne présumez pas qu'il ne le sait pas, ou qu'il est en colère ; il se peut qu'une expérience très incertaine et délicate soit tentée, et tout ce qu'il veut que vous fassiez, c'est lui dire, avec un esprit libre et impartial, ce que vous voyez. Mais soyez toujours fidèle à lui avec le patient. Lorsqu'on vous pose mille questions : « Pourquoi le médecin ne fait-il pas ceci, ou pourquoi fait-il cela ? vous pouvez toujours dire qu'il le fait ou ne le fait pas, pour le meilleur bien du patient, cela vous en est assuré, et ils doivent l'être aussi.

Vous rassemblez les faits et les présentez de manière ordonnée au médecin ; sur vos observations et vos rapports, il fonde ses théories sur la maladie dans de nombreux cas. Vous pouvez voir quelle foi parfaite il doit avoir en vous et combien vous devez être fidèle à lui afin d'assurer le meilleur bien de votre patient. J'ai souvent entendu des médecins dire, en parlant d'une infirmière préférée, comme si c'était la seule vertu digne d'être mentionnée : « Je suis parfaitement certain que lorsque je ne serai pas présent , elle exécutera *fidèlement* mes ordres. La fidélité totale prime, je pense, et à juste titre. Vos réalisations peuvent être nombreuses, mais si vous n'avez pas cette fidélité, cette obéissance au médecin comme gouvernail du navire de votre caractère professionnel, quelle que soit la charge d'apprentissage, de réalisations et de bonnes intentions, votre propre volonté et la vanité vous mènera aux rochers où la ruine est inévitable.

N'ayez pas peur de perdre votre individualité et votre indépendance. « Qui obéit bien gouverne bien » est un dicton très ancien et très vrai, et vos responsabilités ne cesseront jamais. Plus vous serez fidèle aux ordres, plus vous aurez confiance en vous. Non seulement votre patient, mais toute la famille se tourneront vers vous pour obtenir des directives, car de votre fidélité et du tact avec lequel vous exercez votre autorité dépendra en grande partie de votre succès en tant qu'infirmière.

Veillez à ne pas rompre vos relations avec un patient à moins que votre médecin ne soit au courant. Ne quittez jamais votre responsable, aussi urgent soit-il, à moins que vous ne le lui disiez. Vous êtes peut-être malade, ou l'endroit ne vous convient pas, ou vous êtes à l'endroit, et vous savez peut-être qu'il est préférable pour vous d'y aller. Mais parlez d'abord au médecin, dites-lui franchement pourquoi vous souhaitez y aller et demandez-lui comment vous devez agir. S'il vous dit que vous pouvez y aller et que vous savez que votre place doit être occupée, ne proposez pas comme substitut votre meilleur ami ou quelqu'un d'autre. S'il désire votre conseil, il le demandera, et vous pourrez alors lui parler de quelqu'un qui, selon vous, conviendrait à ce poste, mais ne proposez pas votre ami, car il peut avoir son propre favori à mettre à votre place. Bien entendu, la patiente ou ses amis doivent être au courant du changement envisagé – ce que je considère comme allant de soi. Après avoir consulté le médecin, tout sera satisfaisant pour le praticien le plus attentif. Ainsi, comme je l'ai dit précédemment, ne vous éloignez jamais de votre patient en laissant à votre place une infirmière que le médecin ne connaît pas. Il vous a, dans la plupart des cas, choisi pour son patient, et il vous veut, vous n'êtes peut-être pas celui qu'il souhaiterait que vous soyez, mais néanmoins tel que vous êtes, vous y êtes, il sait ce que vous pouvez et ce que vous ne pouvez pas *faire* ; et c'est une grande impertinence de la part d'une nourrice de s'en aller à l'insu du médecin, en laissant un étranger à sa place. La conséquence, en ce qui le concerne, sera très probablement de voir son nom rayé de sa liste comme « peu fiable » – alors soyez prudent.

Quant à vos archives, conservez-les fidèlement ; le médecin les examine habituellement avec beaucoup de soin, mais il arrive parfois que vous en trouviez un qui les passe sous silence d'une manière noble, plutôt essayant quand vous vous donnez tant de peine avec eux. Vous en concluez peut-être qu'il n'est pas nécessaire de les conserver avec précision dans un tel cas, mais ce même médecin vous demandera peut-être un jour depuis combien de temps la température de la patiente a pris une telle augmentation soudaine, ou combien de jours s'est écoulé depuis sa première avait de la nourriture solide, et si vous avez soigneusement conservé vos dossiers, vous pouvez le savoir sans une seconde d'hésitation. Il est préférable, de manière plus professionnelle et digne d'éloges, que l'infirmière conserve ces dossiers et soit extrêmement minutieuse à leur sujet. Si le médecin écrit ses ordres sur le nouveau registre quotidien lors de sa visite du matin, cela sera d'une grande aide pour l'infirmière, mais très souvent il est pressé et vous devez les écrire vous-même. Si vous devez faire cela, prenez votre dossier et écrivez comme il vous le dit, *quand* il vous le dit. Si les commandes sont complexes, c'est votre seul moyen d'être absolument sûr que tout est correct. C'est aussi une protection pour vous, si la famille est encline à critiquer .

Un petit point sympa à retenir est de toujours laisser le médecin *seul* avec le patient quelques instants, si cela est possible, à chaque visite. Attendre qu'il ait posé toutes les questions qu'il souhaite, ou que vous lui ayez dit dites-lui tout ce qui est nécessaire devant le patient, puis, pour une course, réelle ou imaginaire, quittez la chambre. Bien entendu, si le patient est gravement malade, vous ne pouvez pas faire cela et cela ne sera pas non plus nécessaire.

C'est un bon plan d'attendre le médecin en haut de l'escalier, ou au pied, si vous risquez d'être entendu, et de lui dire là tout ce que vous ne pourriez pas dire devant la patiente sur son état, etc. Il peut également avoir quelque chose à dire, une instruction finale à donner, une mise en garde dont il ne voudrait pas que le patient ait connaissance. C'est aussi le moment de parler de vous si vous êtes malade, fatigué ou malheureux dans votre situation. Peut-être qu'aucun de vous n'a rien à dire, et un signe de tête amical et un « le patient va bien, infirmière », vous renverront à l'infirmerie avec le sentiment que votre travail est apprécié, ce qui contribue toujours grandement à rendre le travail difficile. endroits faciles. Vos patients peuvent être très curieux de savoir ce que vous avez à dire au médecin, mais vous pouvez leur dire facilement et sincèrement qu'il y a beaucoup de choses que vous avez à lui dire, qu'il serait difficile pour vous de dire devant eux, et difficiles à dire. pour qu'ils entendent aussi, et ce sont des choses que vous organisez à l'extérieur.

Assurez-vous toujours d'avoir sur une table convenable, si votre médecin est d'une école homéopathique, un petit plateau couvert, et dessus deux verres, propres et retournés pour les protéger de la poussière, des cuillères à café et des couvercles pour les verres, également. un petit pichet d'eau fraîche. De nombreux médecins de la vieille école utilisent également certains médicaments dans l'eau, il est donc préférable d'avoir toujours des lunettes à portée de main.

Ne vous asseyez pas lorsque le médecin passe son appel professionnel, à moins que lui ou le patient ne le demande. Il sera probablement assis à côté du lit, votre place est au pied ou près du pied. Si le médecin connaît bien le patient, en tant qu'ami, et qu'il a tendance à rester longtemps à discuter, vous pouvez vous rendre tranquillement dans une autre partie de la pièce et reprendre votre travail ou votre lecture, mais assurez-vous que le médecin a fini de lui demander. vos questions avant de partir.

Utilisez des termes techniques avec parcimonie. Si les pieds de votre patient sont œdémateux , informez le médecin qu'ils sont très enflés ; s'il *demande* s'ils sont œdémateux, répondez-lui « oui », mais ne vous portez pas volontaire pour nommer le type particulier de gonflement. Si l'abdomen est tympanique, dites-lui qu'il semble très distendu ; et s'il pose des questions beaucoup plus approfondies, répondez pleinement et intelligemment aux questions. Si votre patient présente des symptômes de phlébite, parlez-lui de l'élévation de la température, du gonflement de la jambe, de la sensibilité le long du trajet de la veine, et il saura que vous connaissez et appréciez la gravité de la maladie ; mais assurez-vous de ne pas essayer de donner un nom aux symptômes, ce n'est pas votre rôle.

Je voudrais que vous fassiez très attention aux instruments que vous transportez ; ayez-les parmi les meilleurs. Laissez votre thermomètre être de la meilleure qualité possible.

Il n'y a rien de plus pénible que de douter de votre thermomètre, et si vous *savez* que c'est le meilleur que le marché offre, si vous l'apportez au fabricant de l'instrument et le faites tester de temps en temps, vous n'avez pas à craindre, lorsque vous constatez une température inhabituelle et que vous le signalez au médecin, celui-ci procède tranquillement à tester votre thermomètre avec le sien, ce qui bien sûr est toujours correct. Assurez-vous que votre seringue hypodermique fonctionnera ; si le piston glisse lâchement après beaucoup d'usage d'eau-de-vie, d'ammoniaque aromatique, etc., faites-le réparer, et veillez à ce que les aiguilles soient bien aiguisées, elles s'émoussent très vite ; gardez également les petits fils poussés à travers eux. C'est tout aussi bien de garder cette seringue dans la pièce, son petit étui est très petit et discret, et si vous la gardez près de votre thermomètre dans un endroit sûr et pratique, vous l'aurez en cas d'urgence imprévue, et vous l'aurez. je ne veux pas perdre de temps à aller dans ta chambre pour ça.

III
L'INFIRMIÈRE ELLE-MÊME

Il est tout aussi nécessaire pour l'infirmière de prendre soin d'elle-même que du patient, même si ses soins doivent se manifester d'une manière bien différente. N'oubliez jamais que pour faire du très bon travail, vous devez disposer de très bons outils. Aucun homme possédant et travaillant intelligemment une machine précieuse ne pourrait la maintenir à sa vitesse la plus élevée tout le temps. Il en prend soin, le maintient propre, renouvelle les pièces défectueuses, l'huile ; et alors il s'attend à ce qu'il fonctionne pendant tant d'heures, et qu'il fonctionne bien, qu'il fasse son travail à fond. Mais malgré tous ses efforts pour le maintenir en ordre, il ne le fait pas fonctionner nuit et jour pendant des semaines ou des mois. On n'entend jamais parler d'une telle folie chez un ingénieur ; mais chez nous, êtres humains, qui possédons et gérons une machine bien plus merveilleuse que n'importe quelle machine à vapeur, nous en entendons souvent parler, et toujours, toujours, l' histoire se termine par l'inévitable catastrophe. L'homme d'affaires développe une parésie, l'ecclésiastique perd la voix ou les yeux, l'infirmière contracte une maladie qui la rend incapable de travailler, dans tous les cas, mère Nature fait payer la pénalité de l'usage abusif au propriétaire négligent ou ignorant de la merveilleuse machine. Peu importe à la nature la raison pour laquelle nous enfreignons les grandes lois ; nous pouvons nous tuer avec un travail philanthropique aussi sûrement qu'avec un excès d'indulgence. Le problème est que cela ne *tue pas toujours*. Un paralytique peut vivre des années, tout comme un homme atteint de parésie. Lorsque la merveilleuse machine donnée par Dieu fonctionne mal, ou s'arrête complètement, nous regardons et nous nous demandons parfois pourquoi ceux qui sont si utiles, de si beaux exemples de courage, de compétence, de vertu, si difficilement à épargner, sont ceux à emporter. On *se* le demande, nous qui sommes infirmières ? Ne savons-nous pas ce qui l'a fait ? Ah ! oui, nous savons, nous savons que telle ou telle infirmière était fatiguée lorsqu'elle se rendait à une autre affaire encore, et quand nous avons appris qu'elle était elle-même malade, nous n'avons pas tardé à dire : « Fille stupide ! Croyait-elle qu'elle était faite ? en fer forgé et semelle en cuir ? Mais allons *-nous* en tenir compte et ne pas faire de même, ou allons-nous nous demander, avec les irréfléchis, pourquoi les personnes bonnes et utiles sont-elles toujours enlevées ? Ne vous trompez pas ; ils ne sont pas « enlevés », ils s'enlèvent eux-mêmes, car Dieu ne renversera pas ses sages lois parce que nous (aussi bons que nous soyons) agissons au mépris d'elles.

N'oubliez pas que je ne m'adresse maintenant qu'aux bonnes infirmières, aux enthousiastes , aux pauvres infirmières, aux infirmières paresseuses qui n'ont aucune tentation de se surmener. Ils peuvent mourir d'indigestion, mais ils ne mourront pas d'épuisement.

Il vous semble si naturel que les autres soient malades. Vous avez vu des dizaines de malades à l'hôpital, vous les avez soignés, vous avez eu pitié d'eux, vous avez sympathisé avec eux ; mais avez-vous pensé qu'il était possible que *vous* puissiez un jour vous retrouver dans un état aussi pitoyable ? Vous allez de maison en maison dans vos soins privés, vous trouvez toujours des malades, et cela semble naturel, tout à fait convenable. Vous prenez soin d'eux, ils guérissent ou meurent - et vous passez au suivant - mais réfléchissez à ce qui les a rendus malades, et même si vous savez que vous êtes *fait* de chair et de sang, ne vous comportez pas comme si vous ne l'étiez pas. . "Oh, oui" (combien de fois l'ai-je entendu dire), "Je sais qu'elle a travaillé trop dur, mais je suis si fort, tu ne m'as jamais entendu me plaindre; je peux soigner un *cas* de fièvre pendant deux semaines et ne jamais sortir pour prendre l'air ou faire de l'exercice." N'est-ce pas idiot ? N'est-il pas mal de la part d'une femme sensée de parler ainsi ?

Écoutez maintenant quelques conseils pratiques pour rester en bon état de fonctionnement. En premier lieu, ne vous présentez jamais à une affaire si vous ne vous sentez pas bien. Il est bien plus sage, pour vous, et mieux aussi pour le malade, que vous le disiez franchement, si vous ne vous portez pas bien. Dites à celui qui vient vous chercher que vous ne pourriez pas rendre justice à l'affaire, et vous ne le pourriez pas non plus. Les malades sont aussi sensibles que les bébés à l'influence subtile exercée par celui qui est si constamment sur eux. Si vous êtes en pleine santé et en pleine force, votre frottement sera apaisant et efficace, votre présence même, si vous êtes prudent et doux, sera apaisante. Au contraire, si vous souffrez vous-même et utilisez la force nerveuse que vous devriez donner à votre malade pour cacher votre propre mal, votre présence ne sera pas aussi bien accueillie ; votre patiente ne saura pas ce qui se passe, mais elle ressent plutôt un soulagement lorsque vous êtes absent. Aller à une affaire en se sentant parfaitement bien, la prochaine chose est de rester en bonne santé.

Faites attention à votre *alimentation* . Vos repas seront forcément souvent irréguliers, c'est inévitable, mais ne mangez que des choses saines. Ne mangez pas de bonbons ; et au dîner, que vous prendrez probablement le soir après la fin de la famille, évitez les galettes, les puddings riches, les glaces, etc. Vous trouverez toujours de la nourriture ordinaire et des fruits en abondance dans les maisons les plus luxueuses ; mangez-les et laissez le reste tranquille. Si vous voulez garder votre estomac et tout votre appareil digestif en bon état, vous devez en prendre soin et ne pas le surmener. Si vous avez un assez bon estomac , il supportera bien des abus, mais il finira par se plaindre, et une infirmière dyspeptique n'est pas un objet attrayant. Quant à vos dîners nocturnes, que vous devriez toujours prendre, si votre cas nécessite une surveillance constante, je vous recommanderais beaucoup de café, de thé ou de lait froid, si vous pouvez en boire, du pain et du beurre, de la viande froide et des fruits. Ne mangez jamais de fruits confits, de gâteaux ou de tartes le soir. Mangez des œufs si vous en prenez soin et des cornichons si vous le souhaitez. N'oubliez pas que vous devez avoir la nourriture la plus simple, la plus facile à digérer et la plus nourrissante. Croyez-moi, vous serez récompensé de l'usage modéré que vous ferez de toutes les friandises que vous verrez, par un teint clair et une belle couleur qui vous rendront « agréable à regarder », particulièrement bon à regarder pour un malade.

Quant à la toilette de nuit de l'infirmière, c'est parfois tout un problème de savoir ce qu'il est préférable de porter. Lorsque la patiente n'est pas suffisamment malade pour que l'uniforme soit conservé pour le travail de nuit, l'infirmière doit être suffisamment à l'aise pour pouvoir dormir ; mais suffisamment habillé pour toute urgence. Je pense qu'une robe de chambre faite d'une jolie matière est bien plus soignée qu'un kimono. Assurez-vous que cela s'adapte aux épaules et n'ayez jamais de manches amples et fluides. Un volant blanc dans le cou semble très soigné et est toujours de mise. Le corset et tous les vêtements serrés doivent être enlevés, les bas et les sous-vêtements doivent être conservés. Les cheveux doivent être disposés simplement, mais ne doivent pas pendre en une tresse lâche, à moins que vous ne soyez *sûr* de ne voir que le patient, et même dans ce cas, cela peut être imprudent, car une tresse de cheveux a une façon exaspérante de glisser. de sa place (pendue au dos) et plongeant dans tout ce sur quoi vous vous penchez. Habillé ainsi, avec des chaussures de nuit pour protéger les pieds, on peut s'allonger sur un salon et dormir très confortablement, en étant libéré des vêtements serrés, tout en étant tout à fait présentable, quoi qu'il arrive. Se déshabiller régulièrement et enfiler la robe de nuit diaphane à col décolleté et manches courtes de la mode actuelle, et aller se coucher, alors que l'on est sûr de devoir se lever une ou une douzaine de fois pendant la nuit n'est pas un bon jugement, je pense . Vous sortez d'un lit bien chaud, et si vous enfilez seulement vos chaussures et vos bas, votre patient doit attendre pendant que vous le faites. Si quelque chose de grave survient soudainement, soit vous courez le risque de prendre froid parce que vous n'êtes pas suffisamment vêtu pendant que vous faites ce qui doit être fait, soit votre patient doit attendre pendant que vous vous habillez, ce qui est mauvais dans les deux cas.

Ne vous couchez jamais avec votre patient. Cela semble à la plupart des gens une prudence tout à fait inutile, mais l'expérience la plus courante de l'infirmière qui réussit est qu'une femme, faible et nerveuse, demande et presque insiste pour qu'elle se couche à côté d'elle ou qu'elle se couche avec elle. Je m'étonne toujours qu'une femme malade ne puisse pas se rendre compte qu'elle n'est pas une compagne de lit agréable, mais elle le fait rarement. Bien sûr, vous ne devez pas lui dire qu'elle n'est pas apte à coucher avec elle, mais vous *pouvez* lui dire qu'elle a besoin et devrait avoir tout le lit pour elle seule, et vous vous asseoirez à côté d'elle et lui tiendrez la main, ou si elle insiste vous pouvez vous allonger, en robe de chambre, à l' *extérieur* du lit, en prenant soin de lui laisser suffisamment d'espace, et lorsqu'elle dort, levez-vous tranquillement et allongez-vous sur votre salon, qui doit être placé de telle manière que vous pouvez voir chacun de ses mouvements.

Ne laissez jamais la patiente penser un instant que vous craignez sa maladie ; si elle est atteinte de diphtérie, ne lui dites pas, ni à sa famille, que vous avez la gorge délicate ou que vous avez mal, et ne l'examinez pas à l'aide d'une lorgnette, là où quelqu'un peut vous voir. N'allez pas dans de tels cas si vous les craignez vraiment, mais si vous y allez et avez des raisons de penser que vous avez contracté la maladie, informez-en le médecin le plus tôt possible, et s'il pense que vous êtes malade, il vous renverra chez vous. . Ne dites jamais à un patient que vous avez un dos faible ou une faiblesse. Informez le médecin et il veillera à ce que vous preniez du repos ou des médicaments, mais n'en informez pas le patient. Ne vous promenez jamais dans une chambre de malade avec un visage long ; il suffit que le malade doive être malade ; les sympathies familiales sont toutes mobilisées pour elle. Vous êtes là pour être une aide et un réconfort, pas une anxiété supplémentaire. Bien entendu, ces remarques ne s'appliquent pas à ceux d'entre vous qui sont fatigués par une affaire longue et épuisante. Dans de tels cas, la famille est suffisamment prête et disposée à vous laisser vous reposer. Gardez votre attitude joyeuse : toutes considérations supérieures mises à part, c'est de l'argent en poche pour avoir l'air joyeux. J'ai connu une ou deux bonnes infirmières, fidèles et consciencieuses, qui ont été renvoyées cas après cas, simplement parce qu'elles avaient l'air « si tristes ». Il peut paraître curieux d'accorder une valeur commerciale à un sourire, mais en réalité cela revient presque à cela.

Faites très attention à ce que vos robes vous soient parfaitement ajustées et à ce qu'elles soient bien lavées, surtout ne les ayez pas trop rigides. A cet égard, je ne peux faire mieux que de raconter un incident dont j'ai entendu parler il y a quelque temps. Une infirmière est allée soigner une patiente dont la première infirmière avait été appelée chez elle, et elle n'était pas dans la chambre depuis une heure avant que la patiente ne l'appelle et lui prenne la main et lui dit : « Ma chérie, je ne peux pas te le dire. comme je suis reconnaissant que votre robe ne soit pas trop courte à la taille. La robe de Mademoiselle… était affreuse ! » Ce n'était qu'un caprice de femme nerveuse, mais notre succès en tant qu'infirmière dépend dans de nombreux cas de tels caprices, il est donc bon d'être prudent. Lorsque le patient se porte suffisamment bien pour que vous veniez à la table familiale à l'heure des repas, assurez-vous de porter un tablier impeccable et ne laissez aucune odeur de chambre annoncer votre présence. Il vaut mieux pour une nourrice d'avoir des mains douces, sèches, chaudes et sympathiques, que d'avoir le plus joli visage jamais vu sous un bonnet, alors prenez-en garde ; après avoir utilisé des antiseptiques, ayez toujours à portée de main de la glycérine et de l'eau de rose, de la crème froide ou quelque chose d'apaisant à utiliser. Ne posez jamais une main froide ou moite sur un patient. S'il fait froid et sec, on peut le poser sur une tête chaude et douloureuse, mais ne le faites jamais s'il est le moins humide. Si la main est toujours humide, versez dessus un peu d'alcool, ou de l'eau de Cologne, si l'on préfère, ou de l'eau de toilette, puis mettez-la sur la tête du malade, et tout ira bien. Une lotion simple et très froide est composée d'alcool et d'eau, à parts égales, et d'un morceau de glace ajouté. Tenez votre main pendant un moment, puis peignez doucement les cheveux du patient (ceux qui poussent au sommet de la tête) avec les doigts dégoulinants, en prenant soin de ne pas laisser tomber de gouttes d'eau froide sur le visage. Cela s'éloigne un peu de mon sujet, mais je vais le laisser en suspens et parler d'une dernière chose qu'il est bon de retenir. Ne posez jamais une main chaude sur la tête d'un patient ou une main froide sur le corps. Si vous devez frotter le corps de votre patient et que votre main est chaude et humide, ajoutez-y un peu de talc ou utilisez un peu de crème froide, de beurre de cacao ou de lanoline et l'humidité ne sera pas perçue. De l'alcool peut également être utilisé, ou du rhum de baie.

Certaines infirmières sont très gênées par une transpiration excessive, notamment sous les bras, et par tout travail pénible qui rend la robe très humide. Les boucliers ordinaires ne sont pas très bons car ils ne sont pas assez absorbants. Un morceau de flanelle badigeonné à l'intérieur du bouclier est une aide, car il est absorbant. L'espace auxiliaire pourrait être baigné d'une solution d'alun ; l'alcool est bon ou l'alcool à l'écorce de chêne blanc. De nombreuses préparations contre ce problème sont disponibles sur le marché, la plupart sont bonnes mais certaines sont chères. Un exemplaire récent du *Journal of Nursing* donne ce qui suit : « Prenez deux onces de bicarbonate de soude, mélangez-les avec une demi-once d'amidon de maïs et utilisez-les comme poudre à saupoudrer, une fois que les pièces ont été soigneusement nettoyées et séchées. transpiration et élimine toute particule d'odeur. C'est très réussi, mais je trouve que ça laisse une légère tache jaune sur une robe blanche. Un autre remède du *Journal of Nursing* est le suivant : « L'oxyde de zinc » appliqué sur les aisselles deux fois par semaine, après le bain du soir, dissipera l'odeur. Si la transpiration a une odeur désagréable, il ne faut ménager aucun effort pour se libérer de ce qui constitue un sérieux inconvénient pour l'acceptabilité d'une infirmière.

Faites bien attention à ne pas contracter de petites habitudes gênantes, comme se racler la gorge fréquemment, renifler, etc. Vous pouvez avoir un catarrhe, mais utilisez votre mouchoir tranquillement ; de tels bruits sont très dégoûtants, et ces habitudes, je suis désolé de le dire, ne sont pas rares et semblent très difficiles à vaincre.

Je suppose que j'ai de meilleures occasions que d'autres d'entendre des histoires d'infirmières et de leurs actes, bons et mauvais. J'entends certainement des choses très curieuses. Le plus extraordinaire est celui d'une infirmière qui se faisait toujours une règle, lorsqu'elle se rendait au domicile d'un malade, de stipuler immédiatement ses heures de « repos ». Elle pensait qu'elle faisait une chose très intelligente et qu'elle concluait un arrangement commercial des plus louables. Il ne m'est pas nécessaire de vous montrer quel manque de tact elle a fait preuve et quel sentiment antagoniste elle a suscité.

N'embrassez jamais votre patient et ne vous permettez jamais de lui montrer une quelconque affection, à moins d'être sûr que cela sera le bienvenu, et soyez prudent même dans ce cas. Un baiser pour « au revoir » lorsque vous quittez le patient est généralement suffisant, et de nombreuses femmes sont repoussées par quoi que ce soit de ce genre. Si vous ressentez un respect affectueux pour votre patient, vous pouvez le montrer par votre attention constante et vos soins. Ne craignez pas de mener une vie solitaire et réprimée ; si vous êtes les infirmières que vous devriez être, vous aurez toute l'affection que vous désirez, et souvent plus que vous ne savez quoi en faire. Ne faites jamais de travaux de couture ou de fantaisie pour vous-même jusqu'à ce que vous soyez sûr que vous ne pouvez rien faire pour le patient. N'oubliez pas qu'elle paie votre temps et gouvernez-vous en conséquence.

Lisez-lui, cousez pour elle, jouez aux cartes avec elle, mais ne vous amusez pas et ne réglez pas votre garde-robe à ses dépens. Quand je dis « coudre pour elle », je ne veux pas dire lui faire des robes, mais faire les petites choses bizarres que font toujours les mères de famille, et qui doivent rester défaites si elle est malade, à moins que vous ne les fassiez. N'écrivez pas de lettres pendant votre service et, surtout, n'écrivez pas avec un stylo qui gratte. Pour une personne nerveuse, le bruit d'un stylo qui gratte sur le papier est une torture, et il peut être entendu même si vous êtes dans la pièce voisine. Un stylo plume est, je pense, le meilleur à utiliser. Assurez-vous qu'il est plein avant de vous rendre à votre dossier, et il ne nécessitera aucune attention pendant trois ou quatre semaines. Ce stylo ne fait pas de bruit pendant que vous écrivez, et vous l'avez toujours à portée de main, et si vous devez laisser votre lettre en toute hâte, vous pouvez mettre le capuchon sur le stylo et le glisser dans votre poche, et personne ne sera en danger. de reprocher à l'infirmière d'avoir laissé une bouteille d'encre ouverte pour que quelqu'un puisse la renverser.

Rappelez-vous enfin (et je pense, d'après ce que j'ai lu dans les quotidiens, que vous ne risquez pas de l'oublier), que vous n'êtes pas des domestiques, et, même si en cas d'urgence je voudrais que vous reculiez devant rien de ce qui est nécessaire, je ne pensez pas que vous devriez faire du lavage. Vous aurez très souvent à faire la cuisine, mais les tâches ménagères ordinaires ne relèvent pas du tout de votre province. Si votre patient est un invalide chronique, je vous demanderais de vous rendre utile à la maison. Faites les courses, commandez les repas, tout ce qui montrera à votre patient que vous êtes soucieux de contribuer à un meilleur fonctionnement des machines domestiques.

Vous devez utiliser tout le tact que vous possédez ; vous ne trouverez pas deux maisons identiques, ni deux malades ayant les mêmes goûts. Une « dame » en cas d'urgence fait beaucoup de choses qu'elle laisse habituellement aux domestiques. Vous aussi. Il y a des maladies, des ennuis avec les domestiques, chaque roue domestique tourne avec difficulté, et, si vous avez le temps, si vous pouvez quitter votre patiente sans lui faire de mal, vous pourrez peut-être, par quelque petit service, gagner beaucoup de gratitude de la part de la famille. , et contribuer à éliminer l'impression selon laquelle les infirmières qualifiées sont « tellement impuissantes et ont tellement besoin d'attendre ».

En conclusion, permettez-moi de vous dire, avec tout le sérieux dont je suis capable, que sur chacun de vous repose non seulement la réputation de votre école, mais, dans une certaine mesure, la réputation de la profession. Personne n'a besoin de savoir à quel point un chrétien incohérent est plus connu qu'un chrétien fidèle, combien de mal on fait et combien peu de bien résulte de la fidélité des autres. Et il en est de même pour vous, infirmières : une infirmière négligente se fait une réputation bien plus grande qu'une infirmière prudente.

Si un médecin est incompétent ou sans principes, la profession tout entière n'est pas critiquée, mais l'individu est blâmé et un autre en trouve un autre qui fera mieux, mais ce n'est pas le cas dans la plupart des cas où une infirmière se révèle insatisfaisante. Toute la profession souffre et chaque infirmière sombre plus ou moins si l'une de ses sœurs infirmières commet une indiscrétion ou fait l'une des mille choses qu'elle ne devrait pas faire. Je me souviens très bien qu'il y a de nombreuses années, une infirmière de Brooklyn, âgée d'environ trente-cinq ans, a épousé son patient, un garçon de dix-neuf ans. Cela fit grand bruit dans la ville et, comme j'y habitais à l'époque et que j'étais directeur d'une école de formation, je dus supporter ma part de l'odieux jeté sur toutes les infirmières. Pendant des mois après, presque toutes les personnes que j'ai rencontrées ont pris la peine de me dire qu'elles garderaient désormais leurs jeunes fils hors des griffes de l'infirmière dessinatrice, et je n'en doute pas, de telles remarques désobligeantes ont été supportées par toutes les infirmières de la ville, et c'était pas agréable, c'est le moins qu'on puisse dire, pour aucun d'entre nous.

Gardez vos normes élevées. Ne laissez rien d'autre que le meilleur vous satisfaire, en ce qui concerne vous et votre travail. Gardez votre esprit bien informé ; s'il est plein de faits scientifiques, de méthodes savantes, de bonne littérature ou de beaux tableaux, il n'y aura pas de place pour le souvenir de toutes les choses désagréables que chacun doit rencontrer dans son travail, et si on ne s'en souvient pas , vous ne pouvez pas en parler aux autres.

Enfin, n'oubliez pas (et c'est la racine de tout cela) de garder votre cœur droit, toujours reconnaissant de pouvoir poursuivre cette vocation élevée, et en vous efforçant toujours d'en être plus digne, avec de nombreuses prières pour que votre vie et la conduite peut montrer, ce qui est mieux *vécu* que parlé, la grâce et la paix de Dieu, qui dépassent en vérité l'entendement de l'homme.

IV
L'INFIRMIÈRE ET LA FAMILLE, LES AMIS ET LES SERVITEURS DE SON PATIENT

Essayez de réaliser que lorsque vous allez dans une maison où règne une maladie dangereuse, la famille est heureuse de vous voir quand vous venez. Vous êtes venu les aider, rester avec eux, les réconforter par votre présence, par votre savoir, par votre expérience. Ils ont eu besoin de vous, vous ont envoyé chercher et doivent vous rémunérer pour votre temps. Il y a un sentiment général de soulagement lorsque vous êtes une fois bien installé à votre place au chevet du lit, et pourtant vous êtes un étranger. Votre ami, le médecin, leur a dit quel trésor vous étiez. Mme Ceci et M. Cela leur ont peut-être fait savoir à quel point vous étiez précieux lorsque vous étiez chez eux ; mais il faut pourtant qu'ils vous regardent un peu, qu'ils notent si vous faites une agréable impression au malade, si vous êtes aussi habile ici qu'ailleurs, si vous regardez avec mépris les meubles simples, ou combien vous être mécontent que la salle de bains soit à l'autre bout de la maison. Ils ne se sentent pas vraiment critiques : ils sont trop fatigués ou trop anxieux pour cela ; mais quand même, à moins que tout le monde ne soit trop épuisé par l'observation pour faire quoi que ce soit mais, heureusement, vous abandonne tout, vous serez d'abord surveillé de près.

Il faut chercher de l'espionnage ; et il est normal que vous y soyez soumis. Si *votre* mère était très malade et qu'un étranger, ayant des connaissances et une force supérieures aux vôtres, devait venir la soigner, ne sentiriez-vous pas que, même si vous étiez heureux de la voir, heureux qu'elle en fasse bénéficier votre mère. de son talent supérieur, pourtant vous voudriez la considérer un peu, pour noter quand elle a fait ceci et cela ; ou si elle a fait quelque chose que vous ne comprenez pas, pourriez-vous vous abstenir de lui demander pourquoi elle l'a fait ?

Soyez donc patient avec les suggestions de la famille, car même si vous connaissez la maladie et son évolution probable, les chances de guérison, ce qu'il faut faire en cas d'urgence, etc., ils connaissent la patiente, tout son *entourage* . ses particularités, ses goûts et ses aversions, et si vous êtes sage , vous obtiendrez et conserverez de nombreux petits indices de ceux qui ont pris soin d'elle avant votre arrivée. Si elle aime le lait, insistera-t-elle pour le thé ? Le café l'empêche-t-il de dormir ? Déteste-t-elle la vue de la bouillie ou du thé au bœuf ? Aime-t-elle beaucoup de sucre dans ses boissons ? Ce sont toutes de petites questions de goût individuel que vous devez découvrir pour chaque patient, et si vous avez le tact et la prévoyance nécessaires, vous n'avez jamais besoin de poser une seule question au patient ; d'habitude, les amis sont heureux d'être consultés sur de si petites choses et vous disent volontiers tout ce que vous désirez savoir. Certes, ils en disent généralement beaucoup plus que ce que vous avez demandé ; mais cela n'a pas d'importance, il vaut mieux écouter patiemment pendant cinq minutes les descriptions ennuyeuses de quelqu'un que de le repousser et de perdre ainsi tant de bonté de la part de celui qui a voulu vous parler.

Si l'infirmière amateur a fait quelque chose de vraiment mal pour le patient, ne le lui dites pas. Elle a fait de son mieux ; mais dites, aussi agréablement que possible : « Je pense que *cela* mettrait peut-être notre patient plus à l'aise » ou « Le médecin pense que telles ou telles choses ne sont pas nécessaires maintenant, et il vaudrait mieux procéder de cette façon ». Alors vous pourrez faire ce que vous savez être juste, et ne pas blesser les sentiments de celui qui vous a précédé, et, en tâtonnant soigneusement, avoir tout exactement comme il se doit, et les sentiments de personne ne seront blessés, et aucun on aura l'impression que vous méprisez leur ignorance ; et ici je dirais que lors de vos petits entretiens confidentiels avec le médecin, vous pourriez lui demander de dire un mot à la famille si elle persiste à faire ce que vous savez être mal. Demandez-lui de vous donner des ordres avant certains d'entre eux, et cela *vous mettra* au clair dans un instant.

Avec du tact, ce don le plus précieux, vous pouvez vous entendre avec *presque* tout le monde, et quand vous constaterez qu'il n'y a rien de tel que de se lier d'amitié avec la famille, vous pourrez en parler au médecin, et il vous laissera partir ; mais de tels endroits sont très rares. Montrez à tous que vous êtes profondément intéressé par votre patient, et n'hésitez pas à faire la moindre gentillesse qui se présente à vous envers le reste de la famille, et vous gagnerez tous leurs cœurs sans lutte.

Lorsque vous partez vous reposer, veillez à laisser des instructions soigneusement écrites à celui qui doit vous remplacer, tout comme vous le faites lorsque vous êtes responsable d'une salle d'hôpital, vous laissez vos ordres écrits lorsque vous partez en repos. ". Montrez-lui comment tenir le dossier d'infirmerie et assurez-vous qu'elle comprend tout avant de partir.

Quant aux visiteurs, ils sont souvent difficiles à gérer, et là encore il faut se faire aider par la famille. Bien sûr *aucun* visiteur n'est autorisé jusqu'à ce que le médecin donne la permission. Jusqu'à présent, tout est facile, mais quand ils seront admis, vous ferez bien de faire un petit projet avec la famille. Dites-leur que le patient peut être vu à telle heure. Peut-être entre onze et douze heures, peut-être entre deux et trois heures, tout comme vous la considérez comme plus brillante le matin ou l'après-midi. Demandez-leur lequel des premiers et plus chers amis est le plus calme et le plus discret, et dites-leur ensuite que s'ils voulaient bien faire en sorte qu'un seul visiteur vienne chaque jour, ce serait bien mieux pour le convalescent. Les amis peuvent toujours le faire et ils ne s'y opposent jamais. Ils disent à Mme Jones de venir lundi à deux heures et de rester seulement quinze minutes. Le mardi, Mme Smith peut venir, et ainsi de suite, jusqu'à ce qu'à la fin de la semaine, l'arrangement cesse de susciter aucun commentaire, et bientôt, si tout va bien et que la convalescence se poursuit sans interruption, vos règles et vos soins extrêmes pourront être *rétablis* . détendu selon les envies du patient.

Notez toujours soigneusement si un visiteur fatigue votre patiente et faites en sorte de ne pas la laisser revenir jusqu'à ce que la malade ait plus de force. Il vaut mieux, je pense, s'asseoir dans une pièce voisine lorsque votre patient reçoit de la visite. Cela vous donne la possibilité d'entrer dans la pièce lorsque la personne est restée assez longtemps, et généralement votre entrée lui dit très clairement qu'elle doit partir, et elle s'en va sans que vous disiez un mot. Si elle ne le fait pas, vous devrez lui dire que le médecin fait très attention à ne pas laisser la patiente trop parler, etc., etc., et la faire sortir de cette façon. Faites attention, une fois le visiteur parti, à ne pas vous asseoir et parler longuement. Donnez à la patiente un peu de nourriture, retournez ses oreillers et si elle semble fatiguée, installez-la confortablement pour une sieste et laissez-la dormir.

Quant aux domestiques, ils nécessitent une manipulation assez prudente. Surtout, restez du bon côté du *cuisinier* . Si vous devez aller à la cuisine pour faire la cuisine, ne faites pas de *dégâts* ou, si vous le faites, ne courez pas à l'étage et ne le quittez pas. Rassemblez vos ustensiles et mettez-les dans l'évier, laissez couler l'eau dessus et demandez le torchon : et si vous le faites gentiment, le cuisinier vous dira probablement : « N'ayez jamais besoin de ces choses », et vous le ferez heureusement . obéissez-lui. Si vous ne pouvez vraiment pas vous arrêter pour tout ranger après avoir cuisiné, vous pouvez dire : « Je suis désolé de vous faire travailler davantage avec cette vaisselle, mais je dois me dépêcher de remonter à l'étage. Un tel petit discours, accompagné d'un sourire agréable, vous facilitera tout en bas de l'escalier, et, au nom de toutes les frictions qu'il vous évitera, cela en vaut bien la peine. Souvent, la cuisinière sera heureuse de faire la cuisine si vous lui dites comment ; veillez à lui dire s'il est mangé et apprécié ; et ne lui faites jamais savoir si la demande est rejetée. Débarrassez-vous-en à l'étage par un artifice et assurez-vous de ne plus commander ce plat. Dans de nombreux cas, bien sûr, la cuisinière connaîtra tous les petits plats dont la malade aura envie, et vous aurez très peu de relations avec elle. De tels cas sont plutôt rares et très délicieux lorsqu'ils se produisent.

S'il y a beaucoup de lessive supplémentaire, vous devrez peut-être faire preuve de beaucoup de diplomatie à l'égard de la blanchisseuse ; et si c'est une lessive très dégoûtante, il est bon d'avoir un grand seau avec un couvercle à l'étage. Désinfectez soigneusement les vêtements avant de les envoyer au lavage, car les odeurs sont souvent nauséabondes et la blanchisseuse, comme les autres domestiques, a généralement très peur des vêtements provenant d'un lit de malade. Porter ou envoyer les vêtements au lavage le plus tôt possible après les avoir retirés du lit ; ne les laissez jamais, sous aucun prétexte, rester dans la pièce.

L'infirmière ne peut pas être trop prudente quant à la quantité de vêtements qu'elle envoie à la blanchisserie. Elle doit bien entendu se tenir scrupuleusement propre, ainsi que le patient ; mais elle doit réfléchir que les familles privées ne disposent pas d'une réserve illimitée de serviettes et de draps, et si elle est extravagante en cette matière , cela nuira sérieusement à son acceptation.

En conclusion, permettez-moi de vous rappeler que tous ces conseils sont destinés aux infirmières qui se déplacent d'un endroit étrange à un autre, comme on le ferait dans des fièvres allaitantes ou des cas chirurgicaux de courte durée. Les infirmières qui ont des cas chroniques n'ont besoin d'aucune de ces règles. Ils tombent dans une routine et s'ils sont détenus dans la famille pendant un certain temps, cela montre que leur travail et leurs méthodes sont bons, en ce qui concerne ce patient et sa famille. Mais qu'ils soient prudents lorsqu'ils quittent enfin l'enceinte et se dirigent vers des étrangers. Les habitudes d'une famille ne sont pas celles d'une autre, et elles doivent faire preuve d'une grande discrétion pour s'adapter au nouvel environnement.

V
REMARQUES GÉNÉRALES SUR LES ALIMENTS ET L'ALIMENTATION

Présentez toujours toute la nourriture à un invalide de la manière la plus tentante possible. Utilisez de la jolie porcelaine et du verre, si vous y êtes autorisé, mais pas ce que la maison offre de plus raffiné ; cela pourrait rendre le patient nerveux de peur qu'un malheur ne lui arrive. Des serviettes et des torchons absolument propres, quelques feuilles vertes autour de l'assiette, une rose sur le plateau ; la côtelette ou le morceau de poulet, l'oiseau ou le morceau de steak orné de brins de persil, les choses froides bien froides et les chaudes chaudes, ce sont des nécessités *de* l'alimentation des malades, qui marquent la nourrice qui a une juste appréciation d'un sensibilités délicates de la personne malade. Faites *chauffer* toutes les assiettes, tasses et soucoupes lorsqu'elles sont destinées à recevoir des toasts chauds, du café, du thé, etc. Les assiettes à eau chaude sont très pratiques et faciles à se procurer dans n'importe quel grand magasin de porcelaine ; mais s'ils ne peuvent pas être trouvés, placez la plaque chauffante contenant la côtelette sur un bol d'eau bouillante, et couvrez-la d'une soucoupe chaude, pliez une serviette autour de la pomme de terre au four, et vous pourrez transporter le plateau contenant le dîner à travers les salles froides et plus haut. escaliers et il arrivera *chaud dans la chambre de votre patient.* Faites attention de ne pas remplir le bol d'eau chaude au point de le renverser. Ne remplissez jamais une tasse au point de renverser son contenu dans la soucoupe, cela créerait un *gâchis dégoûtant.* Ayez tous les fruits *froids,* les oranges et les raisins en particulier. Examinez toujours une grappe de raisin et coupez les plus tendres avant de les remettre à un patient. Si vous avez des raisins étrangers ou californiens, passez-les un moment sous le robinet d'eau froide et laissez l'eau couler à travers la grappe, et toute la poussière de liège sera alors emportée.

Si vous épluchez et coupez en quatre une orange pour votre patiente, ne la laissez jamais vous voir le faire, à moins d'être parfaitement sûr que vos mains ne seront pas couvertes de jus. Lavez-vous les mains avant de l'apporter à manger.

Attention à ne pas avoir de soupçon de graisse sur le thé de bœuf, les bouillons, etc. Un moyen simple et rapide d'éliminer toute la graisse est de remplir une tasse ou un bol à ras bord, de laisser reposer quelques instants pour que la graisse puisse *monter* à du haut, inclinez un peu la coupe d'un côté, et la graisse, jusqu'au dernier atome, coulera sur le côté de la coupe ; versez délicatement votre bouillon dans une tasse propre et chaude et servez. Le jus de bœuf est plus savoureux avec un peu de pain grillé très brun.

N'oubliez pas qu'un malade n'aime presque jamais les aliments sucrés. Quel que soit leur goût, dans la santé, dans la maladie, les choses sucrées sont nauséabondes ; c'est pour cette raison que les glaces achetées chez les confiseurs sont souvent refusées. Le sel doit également être utilisé avec précaution, si la bouche et les lèvres sont sensibles, comme c'est souvent le cas ; utilisez le sel avec parcimonie dans tous les bouillons, etc.

Si votre patient ne peut pas prendre de lait, alors que, comme dans le cas de la fièvre typhoïde, le médecin souhaite que son régime soit composé entièrement ou en majeure partie de lait, essayez d'abord d'éliminer le mauvais goût épais en lui donnant un peu d'eau pure ou d'eau carbonique. après ça. Si cela ne suffit pas, mélangez-y l'eau acide carbonique et conservez-les bien froids. Si un verre de lait, c'est trop (et ce sera dans neuf cas sur dix, surtout s'il est froid), donnez-en un demi-verre ; si c'est encore trop, donnez-en un quart de verre ou ajoutez plus d'eau. Ne répétez jamais une dose (de nourriture) si elle donne la nausée au patient. Faites quelques changements en quantité ou en qualité, et vous découvrirez, si vous regardez attentivement, les bonnes proportions.

Une personne couchée à plat ventre dans son lit ne peut bien sûr pas boire dans un verre ou une tasse, et une tasse d'alimentation peut, en versant trop librement, provoquer un étouffement. Un tube de verre courbé est la meilleure disposition, le patient peut boire facilement grâce à lui et peut régler par succion la rapidité avec laquelle la nourriture est prise. Le tube doit être nettoyé immédiatement après chaque utilisation, et si du thé de bœuf ou d'autres aliments ne peuvent pas être délogeés en laissant couler de l'eau à travers, passez une ficelle avec un nœud noué dedans . Faites le nœud suffisamment gros pour toucher tous les côtés du tube, mouillez-le soigneusement et le nettoyage sera facile et rapide. Si un patient préfère boire dans un verre et peut être élevé au lit, placez toujours une serviette sous le menton avant de lui donner à boire et ne laissez en aucun cas le verre ou la tasse à moitié plein, si vous le faites, il sera sûrement répandre.

Lorsque vous donnez un médicament qui a un goût très amer ou désagréable de quelque manière que ce soit, apportez, en même *temps* que le médicament, de l'eau, du lait ou tout ce que vous préférez, pour le prendre après. Aussi une serviette pour essuyer les lèvres, surtout si le patient est un homme.

Gardez toujours le lait, le thé de bœuf, etc. *couverts* au réfrigérateur et, si vous le pouvez, veillez à ce qu'ils soient nettoyés tous les jours. Mais cela pourrait contrarier le cuisinier, c'est pourquoi je le présente simplement à titre de suggestion. Mais si le réfrigérateur dégage une *odeur* et que le cuisinier semble susceptible, il est préférable de conserver le lait, etc., à l'étage, sur un rebord de fenêtre abrité, et de le couvrir soigneusement.

Si vous avez votre propre petit réfrigérateur à l'étage, veillez à ce qu'il soit nettoyé *tous* les jours. Ne rangez jamais rien dans des seaux en fer blanc ; utilisez toujours des bols ou des pichets en terre ou en porcelaine .

THÉ DE BOEUF.

Bœuf rond, finement haché et dégraissé. Proportions, 1 lb de bœuf pour 1 pinte d'eau, froide. Laissez le bœuf tremper dans l'eau, en remuant de temps en temps, pendant deux heures ; puis mettez-le sur le feu et faites-le chauffer jusqu'à ce que la couleur rouge disparaisse ; ne le faites jamais bouillir. Écumez toute la graisse, salez au goût.

JUS DE BOEUF.

Steak rond coupé d'un pouce d'épaisseur; griller légèrement comme un steak de bœuf pour la table, couper en carrés d'un pouce, presser dans un presse-citron, écumer soigneusement et saler. Servir soit très froid, soit placer la tasse contenant le jus dans un bol d'eau bouillante, remuer délicatement, et dès que le jus est chaud servir. Si on le laisse trop longtemps, il se gâte car il caille. Une livre de bœuf donne une tasse de café presque pleine de jus après le dîner

.

THÉ DE BOEUF EN BOUTEILLE.

Mettez dans un bocal à confiture Mason's, bien bouché, une livre de bœuf haché comme pour un thé de bœuf ordinaire. Mettez-le dans une bouilloire d'eau froide, avec une soucoupe au fond, laissez-le bouillir lentement et faites bouillir pendant une heure. Sortez de la bouteille et pressez le bœuf.

BOEUF RACLÉ.

Prenez un morceau de steak rond maigre, grattez avec le bord d'une cuillère jusqu'à ce que l'endroit gratté n'ait plus de viande à la surface, mais seulement la fibre blanche , coupez-la avec un couteau bien aiguisé, exposant à nouveau une surface fraîche. Assaisonnez et étalez cru sur du pain et du beurre, ou formez des petits gâteaux et faites-les griller légèrement, selon les prescriptions du médecin ou selon le goût de votre patient.

BOUILLON DE MOUTON.

Mouton du cou. Proportions, 1 lb de mouton pour 1 litre d'eau, mettre le mouton et l'eau (froide) au dos de la cuisinière, laisser bouillir lentement, faire bouillir jusqu'à ce que la viande soit prête à tomber des os. Après avoir égoutté toute la viande, etc., ajoutez une cuillère à soupe de riz ou d'orge. Laisser mijoter une demi-heure après avoir ajouté le riz ou l'orge.

BOUILLON DE PALOURDES. NON. 1.

Prenez 1 litre. palourdes. Filtrer le jus et hacher finement les palourdes, remettre les palourdes dans le jus et laisser mijoter une heure. Mettez à ébouillanter autant de lait que de jus. Égouttez les palourdes, épaississez avec un peu de fécule de maïs jusqu'à obtenir une consistance épaisse comme de la crème, versez le jus dans un bol et ajoutez le lait.

BOUILLON DE PALOURDES. NON. 2.

Comme ci-dessus, coupez seulement la partie dure des palourdes, hachez les parties molles et laissez-les dans le bouillon. Pour les convalescents.

BOUILLON DE PALOURDES. NON. 3.

Prenez les petites palourdes non ouvertes, lavez-les très proprement avec une brosse. Placez-les sur le feu dans une poêle propre et sèche, et lorsque les coquilles s'ouvrent, retirez-les, retirez les palourdes et versez le jus dans une tasse. A servir chaud. Si c'est trop fort, ajoutez un peu d'eau bouillante. C'est pour les personnes très malades ; donnez-en seulement une cuillère à café à la fois. Elle corrige parfois les nausées.

BOUILLON DE POULET.

Une volaille pas trop jeune, coupée en morceaux, 1 pinte. eau pour 1 lb de volaille. Mettez-le sur le feu dans l'eau froide, laissez-le chauffer lentement, puis faites bouillir doucement jusqu'à ce que la viande soit prête à se détacher des os, égouttez, écumez et ajoutez le riz, faites bouillir à nouveau pendant 1/2 heure. Sel au goût. Servir avec du pain grillé ou des craquelins chauds.

BOUILLON D'HUÎTRES.

Des quantités égales de jus et de lait, mettez chacun dans des récipients séparés sur la cuisinière ; quand le jus bout, écumer et épaissir légèrement, verser le lait bouillant, ajouter les huîtres une à une, les laisser rester sur le feu environ cinq minutes, ou jusqu'à ce que les barbes commencent à s'enrouler et qu'elles ne soient plus. glissant. Servir avec des crackers chauffés très chauds.

HUÎTRES GRILLÉES.

Séchez les huîtres, les grosses sont préférables, dans un torchon, disposez un morceau de pain grillé légèrement beurré sur une plaque chauffante, à proximité, versez dessus un peu de jus d'huître chaud, pas assez pour que le pain grillé soit bien mouillé. Disposez les huîtres sur un gril finement beurré, faites cuire à feu vif comme un steak, jusqu'à ce que les barbes se recourbent. Retournez-les souvent. Cela prend environ cinq minutes. Disposez-les sur les toasts, ajoutez un peu de sel et très peu de beurre, servez bien chaud.

POULET GRILLÉ.

Le poulet doit être jeune, fendu dans le dos. Disposez-les sur la grille et faites-les griller uniformément, en les retournant fréquemment. Servir sur une tartine beurrée, saler et beurrer légèrement le poulet. Un peu de persil garnit joliment le plat.

Tous les oiseaux à griller doivent être fendus sur le dos et grillés uniformément, posés sur des toasts fins et servis chauds.

STEAK DE BŒUF.

Le steak doit être coupé à 3/4 de pouce d'épaisseur et grillé uniformément, saignant, sauf demande particulière de faire autrement. Faites attention à ne pas le fumer ; la graisse tombant dans le feu peut ainsi créer des problèmes.

Gruau à l'avoine.

Prenez deux grosses cuillères à soupe de flocons d'avoine fraîchement cuits pour le petit-déjeuner, ajoutez une tasse d'eau bouillante en remuant lentement tout le temps, puis ajoutez une quantité égale de lait. Laisser bouillir le tout pendant dix minutes et passer au tamis fin. Si vous n'avez pas de flocons d'avoine cuits , mettez 1/2 tasse de flocons d'avoine crus dans un bain-marie avec deux tasses d'eau bouillante et laissez cuire pendant deux heures, puis procédez comme ci-dessus. Pour rendre la bouillie plus riche, ajoutez tout le lait, ou 1-1/2 tasse de lait et 1 tasse de crème. Assurez-vous de ne pas oublier le sel. N'ajoutez jamais de sucre à moins que le patient ne le demande.

KOUMYSS.

Dissoudre un tiers d'un gâteau de levure comprimée (Fleischmann's) dans un peu d'eau tiède (pas bouillante). Prenez un litre de lait frais de vache ou chauffé à la chaleur du sang, ajoutez-y une cuillère à soupe de sucre et la levure dissoute. Mettez le mélange dans des bouteilles de bière avec des bouchons brevetés, remplissez jusqu'au goulot, bouchez-les et laissez-les reposer pendant douze heures où la température est d'environ 68 degrés ou 70 degrés, puis mettez les bouteilles sur la glace, la tête en bas.

PUNCH AU LAIT.

Un verre de lait, 1 ou 2 cuillères à soupe de cognac, 2 cuillères à café de sucre.

Bien agiter ou battre avec un batteur à œufs. Donnez du froid. Demandez au patient de prendre lentement.

LAIT DE POULE.

Un œuf, un demi-verre de lait, 2 cuillères à café de sucre, 2 cuillères à café de xérès ou de cognac, de la glace. Battez le jaune d'œuf dans un verre, ajoutez le sucre et battez, puis un peu de lait, continuez à battre, puis quatre ou cinq morceaux de glace à peu près gros comme une noix de caryer ; ajoutez de l'eau-de-vie, réglez au goût de votre patient, ajoutez le reste de lait ; battre les blancs d'œufs et ajouter tout sauf une cuillère à café avec laquelle garnir le dessus. Cela devrait remplir un verre à ras bord. Ayez une cuillère avec laquelle le manger.

LIMONADE AUX ŒUFS.

Un œuf, un demi citron, 2 cuillères à café de sucre, battez séparément le blanc et le jaune comme pour le lait de poule ; ajoutez le sucre au jaune, puis le jus de citron, puis la glace, enfin le blanc battu en mousse ferme.

LACTOSÉRUM DE VIN.

Une pinte de lait bouillant, une demi-pinte de sherry ; ajouter le sherry au lait bouillant; remuez un instant jusqu'à ce que le caillé se rassemble; passer dans une mousseline fine, sucrer. A prendre froid. Cela demande un peu de pratique pour rassembler le caillé comme il se doit.

ŒUFS POCHÉS.

La meilleure façon de cuisiner pour un invalide. Glissez délicatement l'œuf préalablement cassé dans une soucoupe (plus l'œuf est frais, mieux c'est) dans l'eau salée qui bout dans une poêle, puis placez immédiatement la casserole sur le côté du feu pour que l'eau ne bout pas, réservez là pendant environ cinq minutes. Laissez l'eau atteindre environ deux pouces de profondeur dans la poêle à frire en fer. Chaque œuf doit être cassé séparément et glissé soigneusement dans l'eau. Lorsqu'il est cuit pour que le blanc soit ferme mais gélatineux, sans qu'aucune partie ne soit crue ou dure, sortez-le avec une écumoire et glissez-le sur un morceau de pain grillé fin beurré, saupoudrez dessus d'un peu de sel et de poivre, servez aussitôt. Garnir de persil.

OEUFS BROUILLÉS.

Battez deux œufs jusqu'à ce qu'ils soient bien mélangés, ajoutez deux cuillères à soupe de lait, salez et poivrez. Versez dans une poêle bien chaude, beurrée, et remuez constamment pendant environ deux minutes. Verser sur des toasts beurrés.

ŒUFS FOURNIS.

Faites chauffer la tasse à fronces très chaude. Mettez-y un morceau de beurre gros comme un gros pois. Secouez-le et cassez l'œuf. Laissez-le rester sur le feu quelques instants et servez dans le bol à bouillons. Saupoudrez-y du sel et du poivre.

OMELETTE.

Battez séparément deux œufs très fermes, les blancs et les jaunes, ajoutez deux cuillères à soupe de lait et un peu de sel. Versez délicatement dans une petite poêle *chaude* et beurrée. Dès que l'œuf est *pris*, glissez un couteau sous un côté et repliez un côté sur l'autre. Glissez un morceau de pain grillé et servez aussitôt. Un peu de jambon ou de persil finement haché le parfume très bien.

PRÉSURE.

Une pinte de lait légèrement réchauffé, sucré et aromatisé, ajoutez une grande cuillère à café de présure liquide. Remuer un instant et mettre au réfrigérateur. A déguster avec du sucre et de la crème.

CRÈME BOUILLIE.

Une pinte de lait et 2 œufs. Battez les œufs, ajoutez le lait chauffé presque jusqu'à ébullition. Incorporez 2 cuillères à soupe de sucre. Remettre au bain-marie et cuire environ 3 minutes en remuant doucement tout le temps. Une fois cuit, il sera à peu près aussi épais que de la crème. Attention à ne pas trop le laisser cuire car il se « séparerait » et se gâterait.

CRÈME AU FOUR.

Mêmes ingrédients et proportions que pour la crème anglaise bouillie, mais laissez le lait froid. Verser dans des coupes à crème anglaise. Placez-les dans une lèchefrite à moitié remplie d'eau tiède et faites cuire dans un four bien chaud. Surveillez bien, enfournez 15 minutes.

PAIN FIN ET BEURRE.

Prenez un bon pain fait maison, la cuisson de la veille, coupez la croûte, puis beurrez le pain et coupez ainsi la tranche en beurrant d'abord et en coupant ensuite. La tranche peut être *très* fine et délicate, et plus elle est fine, mieux c'est. Un patient savoure parfois cela lorsqu'il est fatigué de toutes sortes de toasts ou de crackers.

VI
L'INFIRMIÈRE PAR RAPPORT À SA PROPRE ÉCOLE DE FORMATION ET À SES COLLÈGUES INFIRMIÈRES

Soyez toujours fidèle à votre propre école et hôpital. Cela n'a peut-être pas été parfait à tous égards ; mais il n'est pas nécessaire de parler de ses imperfections aux étrangers : probablement ceux qui détiennent l'autorité sont tout aussi sensibles que vous à ses défauts, et peut-être travaillent-ils plus dur que vous pour réparer ses torts ; de toute façon, cela ne sert à rien de dire aux autres ce que vous désapprouvez. Il se peut en effet que vos critiques soient unilatérales et injustes, que les règles mêmes que vous détestiez et que vous avez du mal à respecter soient les plus sages, et, si vous laissez des étrangers voir que vous désapprouvez ces sages règles, l'opinion qu'ils se formeront de votre intelligence ne vous sera certainement pas flatteur.

Lorsque vous rencontrez d'autres infirmières dans votre travail, comme vous êtes sûr de le faire, et lorsque vous comparez votre école avec celle d'où est issue l'autre infirmière, essayez de vous rendre compte que l'autre école n'est ni entièrement au-dessus ni entièrement au-dessous de la vôtre ; chacun a probablement ses propres mérites et ses propres inconvénients. Vous ne devriez pas parler à l'autre infirmière des défauts de votre propre école, pas plus tôt que vous ne le feriez pour un autre étranger ; soyez partout fidèle au lieu où vous avez été préparé pour votre travail.

Ne racontez jamais d'histoires d'hôpital révoltantes à vos patients. Certaines personnes ont le désir le plus morbide d'entendre des détails épouvantables. Je me souviens d'une de mes patientes, il y a des années, qui me demandait en toute bonne foi de lui raconter la chose la plus horrible que j'aie jamais vue au cours de toute mon expérience à l'hôpital. Je lui ai demandé pourquoi elle souhaitait entendre de telles choses et, après réflexion, elle a reconnu que c'était une curiosité insensée et morbide. Il est préférable de garder le côté redoutable complètement hors de vue ; il se passe toujours beaucoup de choses brillantes, intéressantes et agréables ; parlez-en. Parlez des petits bébés rusés dans la salle de couchage, des petits bébés noirs absurdes, des gros petits bébés allemands et suédois. Parlez des hommes bourrus et ivres qui viennent, et comment une semaine de propreté au lit, avec une jambe cassée, ou peut-être un crâne fêlé, les transformera en patients calmes, polis et agréables ; et comment, plus tard, ils feront la vaisselle à leur tour, avec une docilité qui rendrait leurs femmes stupides d'étonnement. Toutes ces choses (et plus vous essayez d'y penser, plus vous serez capable de vous en souvenir) amuseront et édifieront réellement votre patient, dont beaucoup ne considèrent l'hôpital que comme un lieu de terreur.

Ne bavardez jamais sur vos sœurs infirmières ; de la stupidité de l'un, du désordre de l'autre ou du caractère autoritaire du troisième. Cela ne peut servir à rien et cela vous rabaisse dans l'estime de tous ceux qui vous entendent parler.

Quant à vos devoirs les uns envers les autres, je voudrais que vous observiez toujours la même étiquette pointilleuse à l'extérieur qu'à l'hôpital. Lorsque vous êtes appelé à assister une autre infirmière, n'oubliez pas qu'elle *est* l'infirmière en chef ; le cas est le sien. Elle donne des directions, et vous les suivez ; assurez-vous de le faire fidèlement. Si vous avez quelqu'un pour *vous* aider , assurez-vous de lui assurer du repos et de l'exercice, et de laisser des ordres intelligemment écrits lorsque vous partez vous reposer.

Des complications très gênantes peuvent survenir lorsqu'il y a deux infirmières, et le pire, à mon avis, est que le patient et sa famille aiment mieux la deuxième infirmière que la première, la critiquent et lui reprochent l'autre infirmière . C'est difficile partout. La seconde infirmière s'attend à ce que la première soit préférée et n'aime généralement pas se rendre dans un tel cas, pour cette raison même ; mais si l'une d'entre vous se trouve préférée dans de telles circonstances, ne permettez jamais aux gens de vous raconter les défauts de l'autre nourrice et ne faites jamais de commérages à son sujet. Elle ne leur convient peut-être pas, mais elle fait probablement de son mieux, et de telles paroles vaines ne peuvent servir à rien. S'ils *veulent* parler, trouvez-lui toutes les excuses possibles et ne la laissez jamais soupçonner, d'après vos actions, que vous êtes préféré à elle. Si, au contraire, vous êtes la première infirmière et qu'une seconde soit appelée et préférée avant vous, étudiez-la bien. Voyez comment elle gagne la confiance du patient, alors que vous ne l'avez pas fait. Essayez de découvrir, dans le calme, en quoi réside son charme. Si c'est du calme, de l'exactitude, de la gaieté ou du tact, cela doit être quelque chose, et si vous êtes intelligent , vous devez voir comment il se fait qu'elle soit préférée. Ce sera une bonne leçon pour vous. Peut-être n'aurez-vous jamais une autre chance d'apprendre ce que vous avez découvert par une expérience qui vous manque. Alors ne perdez pas votre temps en vous permettant de vous sentir jaloux, mais utilisez-le comme un moment d'étude, et vous pourriez récolter une riche récompense en gagnant la confiance de votre prochain patient.

VII
POURQUOI LES INFIRMIÈRES SE PLAIGNENT-ELLES ?

Il semble à certains d'entre nous, à en juger par le ton dominant des conversations entre infirmières, que nous vivons une véritable époque de mécontentement. Nous entendons dire que la vie d'une infirmière est confinée ; que cela énerve ; cela nous empêche de profiter de la société ; ce n'est pas assez rémunérateur, etc., etc. Nous savons tous, sans entrer dans les détails, de quoi une infirmière pourrait se plaindre, et bien que les malheurs de chacun soient parfaitement vrais, il me semble que nous ne sommes pas sages, car infirmières, pour permettre aux épreuves de notre vie professionnelle d'occuper une place aussi importante dans nos pensées.

Jetons un coup d'œil à quelques-unes des autres professions et voyons comment les membres de chacune considèrent le travail qu'ils ont choisi. Quel est le thème dominant des journaux religieux ? S'agit-il de plaintes des ministres selon lesquelles ils ne sont pas appréciés ou que leur vie leur pèse sur les nerfs ? Ce n'est sûrement pas le cas, mais nous lisons qu'il y a de plus en plus de travail à faire ; il est de plus en plus nécessaire que l'Évangile soit prêché et vécu, afin que tous puissent y être attirés. Que lit-on dans les revues médicales ? Pas combien de fois le Dr Jones ou le Dr Smith ont été appelés la nuit, ni combien de fois ils ont été renvoyés ou calomniés par des patients ingrats ; ils ne parlent pas non plus de telles choses. Se plaignent-ils d'être tenus à l'écart de la « société » ? Non, et pourquoi ? Leur enthousiasme est tel que ces questions sont acceptées comme faisant partie de l'inévitable, et le but le plus élevé et le plus noble est si réel que la considération inférieure et mesquine du confort personnel sombre dans l'insignifiance. Quel est le conte préféré du soldat ? Non pas que pendant toute la guerre il ait dû boire son café sans crème, qu'il n'ait pas de draps sur son lit et qu'il ait mangé dans une assiette en fer blanc. Parlerait-il jamais de telles choses, sinon pour montrer qu'un homme peut, dans un but noble, accepter un inconvénient et en rire ? Pourtant, le soldat a probablement été habitué à ces conforts et à bien d'autres encore toute sa vie dans sa maison ; mais vu à la lumière de son enthousiasme pour le pays qu'il s'efforce de sauver, et vu à côté de son péril, de tels inconvénients sombrent dans leur néant mérité.

Or, la profession dans laquelle nous sommes entrés est, nous dit-on, une profession noble. Nous avons été placés au coude à coude avec les médecins, nous avons été comparés à des soldats, on nous a assuré que nos possibilités de faire du bien aux âmes ne sont surpassées que par celles des ministres. Que voulons-nous de plus ? Nous le voulons, et nous le voulons vraiment. Nous voulons avoir le courage d'accepter nos épreuves qui doivent survenir si nous voulons avoir une quelconque gloire. C'est très bien d'être appelé un ange au service, mais il est plus agréable de servir ceux qui sont reconnaissants. Nous *pouvons* être héroïques, en cas d'urgence, mais si nous ne sommes pas correctement remerciés, nous aimons grogner un peu. Il est gratifiant pour notre vanité d'être classé parmi nos associés masculins, mais lorsqu'il s'agit des tâches difficiles et ingrates qu'ils acceptent sans murmurer, nous montrons alors que nous savons ce qui est quoi et que nos goûts raffinés ne peuvent être ignorés. si inconsidérément traité.

Le problème avec ces infirmières agitées, c'est qu'elles *sont* infirmières. S'ils ne sont pas satisfaits du métier qu'ils ont choisi, pourquoi ne changent-ils pas pour en choisir un autre ? Ne savent-ils pas, lorsqu'ils entrent dans le travail, que c'est dur, n'entendent-ils pas de tous côtés que c'est exigeant et contraignant ? Ils le savaient parfaitement avant de commencer, pourquoi alors se plaignent-ils ? Pourquoi ne pas dire franchement : « Je ne peux pas avoir un tel enthousiasme pour mes semblables que je puisse m'oublier moi-même », et ensuite faire quelque chose de plus facile ?

Le directeur de l'école de formation montre à chaque nouvel aspirant à la profession d'infirmière que la vie n'est pas facile, que la patience est l'une des caractéristiques les plus nécessaires pour l'infirmière. Elle lui raconte les épreuves, les irritations, la déraison, l'ennui des malades, et pourtant les femmes viennent à l'école, et oubliant les avertissements, elles se plaignent quand survient quelque incident exaspérant. Si une infirmière, à cause du surmenage et de l'affaiblissement de son énergie nerveuse qui en résulte, a perdu patience, elle sera une femme sage si elle abandonne son travail d'infirmière pendant un an ou plus ; cela l'aidera probablement, se plaindre ne le fera jamais.

Avez-vous l'impression que votre patient est colérique ou déraisonnable ? C'est ce qui est le plus probable et il faut s'y attendre dans neuf cas sur dix. Mettez-vous un petit moment à la place de votre patient ; essayez de comprendre ce que signifie ressentir une douleur constante et écœurante ; l'avoir à chaque minute des vingt-quatre heures ; essayez d'imaginer la fatigue d'une respiration à quarante ans ; la douleur et l'agitation d'une fièvre de 103 degrés ; l'angoisse du désir de changer de position alors que cela ne peut pas être fait ; le désespoir d'un espoir de guérison qui s'amenuise de jour en jour, ou la prise de conscience de la faiblesse absolue qui accompagne une convalescence précoce ; essayez de vous imaginer porteur de certains de ces maux avec des nerfs et un cerveau affaiblis par la maladie, et vous ne vous étonnerez pas que votre patient soit irritable, qu'il pense que les minutes de votre absence sont des « heures », que les irrégularités du lit soient « dures ». des grumeaux », que la nourriture est des « slops » et que les médicaments sont « inutiles ». Rappelez-vous qu'il est prisonnier et qu'il a un geôlier cruel ; son lit est sa prison, sa maladie est son geôlier, et il souffre tous les tourments que son geôlier choisit de lui infliger. Or, les prisonniers ne constituent pas, en général, une classe heureuse d'hommes ; alors supportez votre prisonnier et aidez-le. Se plaindre de ses défauts ne les fera jamais diminuer. Il est malade. Oh! le pathos de cette courte phrase : « Il est malade » ; cela veut tout dire. Vous allez bien, ou vous devriez l'être ; donc supportez-le.

Vous avez choisi un métier difficile, mais on nous dit que c'est le métier le plus noble qu'une femme puisse exercer. Pourquoi est-ce noble ? Justement parce que c'est dur, et que la dureté consiste à s'oublier soi-même et à donner sa force aux autres. Il y a beaucoup de vies difficiles qui ne sont pas du tout nobles, mais il n'y a pas de vie noble qui ne soit pas dure. Un mineur de charbon a, je suppose, une vie difficile, mais personne ne la qualifie de noble ; pourquoi ? Parce qu'il travaille uniquement pour son salaire, et qu'il se plaint et « fait grève » lorsque son salaire et ses horaires ne lui conviennent pas ; mais un médecin allant de maison en maison et, malgré tous les découragements, porteur de joie et d'espoir ; un missionnaire de ville allant vers les dégradés, les ignorants et, par ses propres efforts, aidant ses semblables à une vie meilleure, à la connaissance de Dieu, ce sont des vies nobles. Vous voyez, j'en suis sûr, la différence, et vous ne me contredirez pas lorsque je vous assure que le médecin et le missionnaire, bien qu'ils ne soient pas satisfaits d'eux-mêmes ou de leur manière de travailler, sont des hommes heureux, heureux parce qu'ils vivent en dehors d'eux-mêmes. Le mineur de charbon qui n'est pas satisfait de son salaire est malheureux, car lui-même et ses besoins se présentent à lui avec une telle ampleur que tout le reste lui est exclu. C'est parce que vous acceptez une tâche difficile et que vous la faites bien, que tant d'éloges sont adressés aux infirmières. Si vous entreprenez une tâche difficile et vous en souciez tout le temps, si vous proposez de faire du bien à vos semblables et que vous vous plaignez parce que vous n'avez pas de confort , ni d'appréciation, ni de gratitude, où va la noblesse ? Où est l'héroïsme ? Si la tâche est facile, agréable, délicieuse, l'idée d'héroïsme, de noblesse, de toute haute aspiration meurt directement. Quelqu'un a- t-il déjà réalisé une œuvre grandiose et a-t-il eu du mal à l'accomplir ? Florence Nightingale disposait-elle de tout le confort de la vie lorsqu'elle accomplissait son grand travail ? N'est-ce pas par sa persévérance indomptable, sa grande patience et son enthousiasme pour les autres qu'elle s'est méritée une place si honorable ? Vous savez presque avant que je le dise, qu'il ne peut y avoir de noblesse d'intention, d'enthousiasme, s'il n'y a pas de difficultés à vaincre, et vous savez tous que se plaindre des malades ne modifiera jamais leurs caractéristiques, et que se plaindre de la nervosité des proches ne seront jamais moins déraisonnables lorsqu'ils craignent qu'un être cher meure.

Voulons-nous de la gratitude et de l'appréciation ? Nous en recevons très souvent, et très souvent non ; et lorsque ce dernier cas est le cas, nous pouvons penser que nous sommes en très bonne compagnie. Comment les Français ont-ils récompensé Jeanne d'Arc ? La chaleur de leur gratitude la conduisit au bûcher. Galilée, en récompense de sa découverte, fut mis en prison et chargé de chaînes, ainsi que Christophe Colomb et Sir Walter Raleigh, une compagnie notable, et chacun souffrit de l'ingratitude de ses semblables. Vous devez vous rappeler bien d'autres exemples d'ingratitude plus basse que tout ce que nous serons jamais appelés à supporter.

La profession d'infirmière est encore l'une des plus récentes exercées par les femmes. Jusqu'à ces dernières décennies, le monde était tellement habitué à être soigné par l'infirmière à l'ancienne mode, qui était une servante et qui n'attendait aucun traitement mais celle d'un serviteur, qu'il a fallu quelques années pour toujours se rappeler que nous ne sommes pas des serviteurs, dans l'acception habituelle du terme ; mais personne ne sera convaincu du fait que nous sommes des dames en le leur *disant* . Si vous êtes une dame, avec le raffinement d'une dame, tout le monde dans la maison le saura, le sentira, et vous n'en parlerez jamais ; il faut qu'ils le ressentent, alors il n'y aura pas de discussion sur le sujet. Cela doit être démontré par votre habileté, votre calme, votre gaieté, votre éducation, votre intelligence, votre appréciation rapide d'autres bonnes qualités. Nous devons tous montrer au monde qu'il est soigné par ses pairs, qu'une dame peut rendre même le service le plus révoltant d'une manière qui le prive de ses difficultés ; et lorsque la partie la plus difficile de la maladie est passée, lorsque votre patient est prêt et désireux de se divertir, vous pouvez montrer que vous n'êtes pas une machine à exécuter les ordres du médecin ; que vous êtes capable de quelque chose de plus que la capacité de prendre la température, le pouls et la respiration.

Nous devons nous rappeler que nous sommes néanmoins, d'une certaine manière, les pionnières d'une partie de ce grand mouvement féminin dans le monde. Il ne suffit pas d'éduquer une famille jusqu'à ce qu'elle réalise que nous sommes ses égaux ; la prochaine maison où nous irons, le même travail devra peut-être être refait ; mais chaque fois que cela est fait, et bien fait, c'est toute la profession qui en bénéficie, ce qui est un but qui mérite d'être poursuivi.

VIII
L'INFIRMIÈRE COMME ENSEIGNANTE

Il ne vient pas à l'esprit de chaque infirmière, une fois diplômée, qu'elle s'est préparée, pendant toutes ces années d'études et de travail hospitalier intenses, à la vie d'enseignante. Elle s'imagine tendrement qu'elle est infirmière, et seulement cela ; mais après avoir exercé des fonctions privées pendant un an ou plus, elle se rend compte qu'elle est généralement enseignante aussi bien qu'infirmière, et que souvent elle est aussi missionnaire.

Peut-être qu'aucune infirmière de service privée n'a besoin de savoir quelle matière elle doit enseigner ; la patiente ou ses amis ne la laissent jamais se reposer tant qu'elle n'a pas expliqué le « pourquoi » de tout ce qu'elle fait ou ne fait pas. Il existe cependant certains sujets importants que l'infirmière-enseignante devrait s'efforcer d'expliquer très clairement à chaque patient.

Nous commencerons par le bébé, car les bébés sont toujours avec nous, et si les médecins et les infirmières, la science et l'assainissement obtiennent ce qu'ils veulent, il y aura un moment où il n'y aura plus d'autre appel que celui du bébé, ni à l'infirmière ni au médecin. L'ignorance de la jeune mère est proverbiale ; son souhait d'en savoir plus sur son bébé et ses soins est pathétiquement sérieux. La nouvelle vie est si précieuse, elle en prendrait si bien soin, si seulement elle savait comment. Voilà une élève avide de connaissances, prête à faire tout ce qu'on peut lui enseigner intelligemment. L'infirmière doit avoir très clairement à l'esprit tous les mystères de la digestion, toutes les raisons de la régularité de l'alimentation, la nécessité de l'air frais, d'un sommeil long et ininterrompu, de vêtements amples, de bains réguliers. Elle devrait être en mesure de donner à la mère les règles de sa propre vie afin qu'elle puisse fournir le meilleur lait au bébé ou, si le petit doit être nourri artificiellement, les méthodes de préparation de l'aliment particulier choisie devraient être expliqué et les indications d'indigestion signalées. Tout cela est un véritable enseignement, un véritable travail missionnaire, et s'il est bien fait, il aidera énormément la mère et épargnera probablement au bébé de nombreuses crises de coliques ou pire encore. Laver le bébé est généralement considéré par la jeune maman comme une terrible épreuve. Aucune infirmière ne devrait abandonner sa jeune mère patiente tant qu'elle n'est pas pleinement capable d'accomplir cette tâche. Laissez la mère veiller quelques matins pendant que la nourrice fait tout le travail, puis laissez-la déshabiller le bébé, lorsque la nourrice pourra le prendre et terminer l'opération. Qu'elle fasse chaque jour un peu plus, selon ses forces et son ambition, jusqu'à ce qu'au bout d'une semaine elle soit assez habituée à s'occuper de l'enfant et puisse peut-être le garder jusqu'à ce que les dernières retouches soient apportées. L'infirmière doit toujours être proche, pour aider, conseiller, prendre l'enfant si la mère est épuisée. Enfin, elle passera dans une autre pièce et, laissant tout prêt, laissera la mère accomplir seule son devoir, en lui faisant savoir qu'à tout moment elle sera relevée si nécessaire. De cette façon, la mère s'habitue à l' enfant et le bain lui est toujours un plaisir. Combien de fois avons-nous entendu des histoires pathétiques d'une jeune mère essayant pour la première fois de laver son bébé ? Les larmes de désespoir, les erreurs nerveuses, l'épuisement lorsque le spectacle s'est terminé précipitamment. Toutes ces histoires signifient que l'infirmière responsable n'était pas enseignante et que son travail lorsqu'elle a quitté le cas n'était pas terminé.

Supposons que ce bébé soit le troisième ou le quatrième, la mère sait quoi faire pour le nouveau petit, mais qu'en est-il des autres ? Elle a toujours hâte de faire ce qui est juste, ou peut-être n'est-elle pas anxieuse, et son attitude envers les enfants n'est pas ce qu'elle devrait être. Peut-être ne se rend-elle pas compte qu'elle aura à rendre compte de ces âmes confiées à ses soins, que ces corps feront leur part dans la vie, bien ou mal, selon qu'elle les traitera sagement ou bêtement. Voici le véritable travail missionnaire. Une infirmière réfléchie, intelligente et judicieuse peut montrer à une mère qu'une végétation adénoïde peut être responsable de l'inattention de Johnny, car elle provoque une audition terne, et que l'agitation de Mary est causée par un manque de sommeil ou par une ventilation insuffisante de sa chambre la nuit. Elle peut expliquer comment une alimentation irrégulière rend les enfants mécontents et irritables. Elle peut montrer pourquoi les premières dents doivent être retirées lorsque les secondes commencent à pousser vers la gencive. Elle peut apprendre à la mère que les maux de tête si souvent rencontrés chez les enfants qui vont à l'école sont peut-être dus à la fatigue oculaire et ne peuvent être corrigés par des pilules et ne doivent jamais être apaisés avec des poudres contre les maux de tête. Elle peut montrer les méfaits des gallons d'eau gazeuse que trop de jeunes femmes avalent, et l'inconscience de permettre aux jeunes filles de se rassembler dans les pharmacies. Ces deux derniers maux, « l'eau gazeuse et l'habitude des pharmacies », la mère ne sait peut-être rien. Elle est occupée à la maison avec les "petites", et la jeune fille de quatorze ou seize ans est trop souvent autorisée à se promener "en ville" avec d'autres jeunes filles, et ce qu'elle fait là étonnerait bien des mères. .

Chaque infirmière devrait savoir comment apprendre à son patient à se protéger et à protéger ses enfants de la tuberculose. Elle doit pouvoir montrer quels sont les premiers symptômes, ce qu'il faut faire ensuite, quels soins il faut prendre aux crachats, à l'alimentation du patient, à ses récipients pour manger et boire, à son lit et à sa literie. Elle devrait savoir comment apprendre à un tuberculeux à prendre soin de lui-même, comment il peut éviter de transmettre sa maladie aux autres s'il reste à la maison ; et où il trouvera un hébergement approprié à l'hôpital ou au sanatorium s'il s'en va.

La plupart des mères sont très reconnaissantes des conseils pratiques de celle qui est censée savoir et qui, pendant un séjour de quatre à six semaines, fait partie de la famille et donne des conseils de la bonne manière et *au* bon *moment*.

La grande question du sexe sera presque certainement abordée à ce moment-là. L'arrivée d'un nouveau bébé est une chose tellement merveilleuse que presque toujours les autres petits veulent savoir (très naturellement) d'où il vient. Les petits gens débordent de curiosité. C'est la façon dont la nature, je suppose, leur instruit. Chaque chose nouvelle les remplit d'admiration, de joie, et ils doivent tout savoir. "Oh, maman, quel joli nouveau poney ! Où l'as-tu trouvé ?" "Est-ce vraiment le mien ?" "Oh, papa, quel superbe traîneau neuf ! Où l'as-tu trouvé ? Je ne peux pas l'utiliser maintenant ?" "Oh, avons-nous un nouveau bébé ? Un vrai bébé ? Est-ce le nôtre ? D'où vient-il ?" "Je ne peux pas le tenir ?"

Tout le monde connaît ces expressions d'émerveillement, de plaisir, de joie de possession, mais comment satisfaire correctement l'esprit avide est un problème qui requiert notre réflexion la plus attentive. Les livres, les journaux et les magazines nous disent quoi dire et comment le dire. Il faut discuter de tout cela et, si la mère ne le sait pas, l'infirmière doit savoir quels livres lui dire de lire.

Le monde médical est aujourd'hui très préoccupé par la question de la prostitution et de ses effets sur la race à venir, par la transmission de la souillure syphilitique à une épouse innocente, qui devient ensuite stérile ou qui donne naissance à des enfants syphilitiques. La folie du double standard, la pureté exigée pour la femme, l'impudicité tolérée chez le mari ; tous ces sujets seront certainement abordés, et l'infirmière qui s'y prépare et sur des sujets apparentés peut faire un immense bien aux femmes qu'elle soigne.

Elle peut montrer combien la connaissance de la chasteté est utile à un garçon : la force qui vient de la maîtrise de soi, la faiblesse qui suit l'auto-indulgence, le danger pour lui-même et pour ceux qu'il aime vraiment lorsqu'il se contamine avec des prostituées. Un jeune homme a dit un jour à un de mes amis : « Oh ! si ma mère m'avait seulement prévenu des souffrances que je causerais à moi-même et aux autres, je n'aurais jamais pollué mon corps ni fait honte à mon âme. » L'infirmière doit savoir instruire la mère sur les signes d'automutilation chez ses petits garçons, afin qu'elle sache d'où viennent les mouvements nerveux, la pâleur, l'appétit agité, les cernes sous les yeux, l'apathie, le penchant pour la solitude, dont chacun devrait exiger une extrême vigilance. Toutes ces choses, une infirmière doit être sûre de savoir, afin que, dans la mesure où elle ment, elle soit une femme sérieuse de plus s'efforçant de rendre le monde meilleur pour elle après y avoir vécu et travaillé. Un sage a donné cette description étrange d'un homme parfaitement instruit : « Quand un homme sait ce qu'il sait, quand il sait ce qu'il ne sait pas, quand il sait où aller pour obtenir ce qu'il doit savoir, j'appelle cela un homme parfaitement instruit. homme." Donc avec l'infirmière. Lorsqu'elle découvre un problème social avec lequel elle n'est pas familière, qu'elle se tourne vers cette liste de livres, d'articles de magazines et de brochures sur le sujet : Chapman, Rose R., The Moral Problems of Children ; Dock, Lavinia L., Hygiène et moralité ; Hall, Winfield Scott, Reproduction et hygiène sexuelle ; Henderson, Charles W., Éducation en référence au sexe ; Lyttelton , E., Formation des jeunes aux lois du sexe ; Morley, Margaret W., Le renouvellement de la vie ; Morrow, Dr PA, Maladies sociales et mariage ; Saleeby , Caleb W., Parentalité et culture raciale ; Wilson, Dr Robert N., The American Boy and the Social Evil, The Nobility of Boyhood, 50 cents (contenu dans "The American Boy and the Social Evil"); Hall, Stanley, Problèmes éducatifs, chapitre sur la pédagogie du sexe, de l'adolescence et de la jeunesse ; Northcoate , H., Christianisme et problèmes sexuels ; Janney, Dr Edward O., Le trafic des esclaves blancs en Amérique ; Rapport de la 3 8e Conférence des organismes de bienfaisance et des services correctionnels, à Boston, juin 1911, Section de l'hygiène sexuelle ; Kauffman, Reginald Wright, La Maison de la Servitude ; Résumé de la Chicago Vice Commission, dans le numéro de mai de *Vigilance* ; Education with Reference to Sex dans le numéro d'août de *Vigilance* (publié mensuellement au 156 Fifth Ave., New York, à cinq cents l'exemplaire) ; La cause de la décence, Theodore Roosevelt, *Outlook* , 15 juillet 1911 ; des articles sur les causes de la prostitution dans *Collier's Weekly* , de temps à autre, depuis le 1er avril, par Reginald Wright Kauffman ; des articles sur la nécessité d'enseigner l'hygiène sexuelle, dans *Good Housekeeping* , à partir du numéro de septembre ; Les articles du Dr Dale sur la prophylaxie morale, dans le JOURNAL OF NURSING depuis le numéro de juillet ; Instruire les enfants sur l'origine de la vie, Elisabeth Robinson Scovil , en octobre JOURNAL OF NURSING ; Dépliants et brochures publiés par American Motherhood, 188 Main Street, Cooperstown, New York ; Publications de l'Association américaine de prophylaxie sanitaire et morale, New York, JOURNAL OF NURSING, février 1912.

Un dernier mot et j'ai fini. Faites attention, ô combien faites attention, à ce que vos instructions soient acceptables, à ce que votre élève ait hâte d'être instruit. La plupart des mères sont inquiètes sur ces sujets ; si vous rencontrez quelqu'un qui s'en fiche, essayez d'abord de la faire s'en soucier (et c'est une tâche, en effet), puis apprenez-lui quoi faire et comment le faire.

IX
CONVALESCENCE

On entend fréquemment l'infirmière de garde déplorer la nécessité de rester auprès d'un patient pendant sa convalescence. "Je souhaite", dirait une telle personne, "ne jamais avoir besoin de rester avec une patiente après que la température soit normale pendant dix jours", ou "les deux premières semaines d'un cas obstétrical ne me dérangent pas, alors il y a quelque chose à faire, mais après je suis prêt à partir », ou encore : « Quand ma patiente est prête à sortir en voiture, j'aimerais toujours qu'elle me reconduise chez moi ; les gens à moitié malades ne sont pas à mon goût. » Je me suis souvent demandé si ce sentiment n'était pas provoqué par l'atmosphère de l'hôpital qui a été, pendant la formation, le domicile de l'infirmière , l'hôpital où le malade sort le plus tôt possible de sa guérison pour laisser la place à quelqu'un d'autre. L'élève infirmière s'habitue à l'excitation d'une maladie grave, au dur travail de surveillance et de lutte constante pour la vie des patients, et cela, et seulement cela, lui semble-t-il, est le soin. Ainsi, lorsqu'elle se rend à ses affaires privées et que son patient a une longue période de convalescence, elle ne se sent pas à sa place, elle ne semble pas faire ce pour quoi elle a été formée et elle s'en inquiète, jusqu'au jour heureux où le médecin la relâche, et elle est libre de se rendre de nouveau chez quelqu'un qui est aux portes de la mort.

Les infirmières semblent penser que s'occuper d'un convalescent n'est pas du « soins infirmiers », mais elles se trompent sur ce point. Après une maladie grave, il faut beaucoup de temps pour rétablir une santé parfaite, certaines fonctions peuvent nécessiter une surveillance étroite que seuls des yeux exercés peuvent donner, et il n'est pas indigne de l'infirmière de rester et de surveiller jusqu'à ce que tout se passe bien. est à nouveau en parfait état de fonctionnement. De nombreuses infirmières estiment qu'il n'est pas infirmier d'amuser un patient, mais de l'aider à retrouver le plan sain d'où il est tombé, de jouer avec un invalide et de le surveiller, de lire avec lui et de le regarder. , marcher, monter à cheval ou voyager avec lui, et veiller, toujours veiller, à ce que le symptôme redouté n'apparaisse pas, à ce que la seule partie qui a encore besoin de soins l'obtienne.

Un chirurgien ne passe pas toute la journée, tous les jours, avec ses gants et son scalpel à la main ; il n'opère pas *toujours* , ni même n'organise les opérations ; il peut trouver le temps de voir les patients, de s'asseoir et de parler avec eux, de les conseiller, de les encourager, même de leur raconter des histoires amusantes, mais il les observe tout le temps. Un avocat ne plaide pas toujours dans la salle d'audience, un ecclésiastique n'est pas toujours en chaire. L'avocat, lorsqu'il parle à son client, est tout aussi véritablement un avocat ; le clergé, lorsqu'il visite sa congrégation, est tout aussi véritablement ecclésiastique : le sermon du dimanche est le point culminant, si je puis m'exprimer ainsi, de son travail hebdomadaire. Le discours de l'avocat devant le jury est le point vers lequel tendent tous ses efforts après peut-être des semaines de préparation. La convalescence d'un patient est donc l'après-point culminant de l'entreprise de l'infirmière. Elle commence par le point culminant, une maladie grave, une opération ou un cas obstétrical, quel qu'il soit, peu à peu le stress diminue, toute l'atmosphère de la maison devient naturelle à mesure que la patiente progresse vers la guérison ; mais le processus n'est pas terminé et le travail de l'infirmière n'est pas terminé jusqu'à ce que le médecin déclare que ses soins qualifiés ne sont plus nécessaires ; elle pourra alors partir et sentir que son travail a été entièrement accompli – ce qui n'est certainement pas un petit réconfort.

J'aimerais pouvoir montrer à mes jeunes sœurs infirmières à quel point cette période de convalescence du patient peut *leur être bénéfique*. Le repos délicieux d'un sommeil régulier, et des repas réguliers confortablement pris à table plutôt que seuls sur un plateau, la possibilité de faire de l'exercice régulièrement - ces choses sont un véritable luxe lorsque l'on soigne un patient gravement malade et que l'anxiété a disparu. été avec un, nuit et jour. C'est l'époque où les nerfs de l'infirmière, mis à rude épreuve, peuvent retrouver leur tonus, où la responsabilité portée par le médecin et partagée par l'infirmière n'est plus d'un si grand poids, et la connaissance d'une victoire de plus sur la mort, d'une victoire de plus sur la mort. vie humaine sauvée, donne à la journée une joie qu'il est bon de vivre.

La satisfaction de savoir que grâce à votre aide le patient est peut-être sorti des portes de la mort ; le plaisir de constater chaque jour le retour de sensations salutaires, le désir graduel et toujours grandissant de reprendre sa place habituelle dans le travail de la vie interrompu, tout cela manque à l'infirmière qui fuit les convalescents.

Le changement de métier n'a-t-il pas quelque chose à voir avec cette réticence à rester auprès d'un patient en convalescence ? Quand la température ne doit être prise qu'une fois par jour, ou quand le médecin ne fait des visites que deux fois par semaine, quand toute la routine de la chambre des malades cède la place à une atmosphère plus naturelle, de nombreuses infirmières ne se sentent pas à l'aise. ils ne lisent pas agréablement à haute voix, ils n'aiment pas les livres et, si le patient demande cet amusement, la lecture est un tourment pour la nourrice, et j'imagine qu'elle ne procure pas beaucoup de plaisir à l'auditeur. Une infirmière m'a un jour donné une description graphique de ses efforts pour lire " Romola " à un patient convalescent de la typhoïde. La pauvre infirmière ne connaissait rien de Florence ni de la langue italienne, et ses luttes à propos des mots étrangers dans ce livre devaient être assez drôles. Sa patiente n'était pas très édifiée, j'en suis sûr. Si une infirmière ne lit pas à haute voix de manière compréhensive, elle doit faire tous les efforts possibles pour apprendre. Elle augmente ainsi son utilité et se rend plus acceptable auprès de ses patients. Elle ajoute à sa propre valeur. Elle vaut plus. Aucune infirmière ne peut dire quand cette méthode pour passer les heures fatigantes lui sera demandée, car il est presque certain qu'un patient intelligent demandera un rafraîchissement mental.

Une autre façon agréable de passer les longues heures de convalescence est de jouer à des jeux avec votre patient. Je suis sûr qu'aucune école de formation d'infirmières n'a ajouté l'étude du cribbage, du pinochle, du bezique, des échecs, des dames, du backgammon ou des dominos à son programme. Ce sont tous des jeux à deux mains dont la pratique aidera le convalescent à s'oublier lui-même, ainsi que sa maladie passée et sa faiblesse présente. L'infirmière, si elle ne connaît qu'un jeu inconnu du patient, lui donne de nouvelles idées tout en l'instruisant, et il est tout à fait étonnant de constater combien de plaisir des choses aussi simples peuvent donner au maître et à l'élève. Je suggérerais que les infirmières de leurs clubs ou de leurs foyers pourraient combler avec profit certaines soirées vacantes en pratiquant ces jeux à deux mains. Je suis sûr qu'ils ne regretteraient jamais le temps ainsi passé.

Si le convalescent est une femme, les moyens de l'amuser sont plus variés et plus agréables peut-être. En plus de lire à haute voix et de jouer à des jeux, il existe le vaste domaine du « travail raffiné », dans lequel la plupart des femmes se sentent chez elles. C'est dommage qu'aujourd'hui, si peu de femmes connaissent le tricot, le crochet ou la frivolité, beaucoup ne savent même pas ce qui est quoi. Une dame m'a demandé très innocemment, il n'y a pas si longtemps, comment faire la différence entre le tricot et le crochet ! Depuis que le crochet irlandais est revenu en vogue, nombreux sont ceux qui ont repris leurs aiguilles à crochet. L'infirmière qui peut habilement se tourner vers ces arts délicats et les enseigner à ses patients, ou à n'importe quel membre de la famille du patient, a les moyens de se faire une compagne très acceptable, en dehors de ses compétences en soins infirmiers. La broderie est très fascinante et séduit toutes les femmes. Un petit vêtement délicat pour votre patiente, brodé pendant que vous la regardez retrouver la santé, sera longtemps chéri par elle. Pour une infirmière, quel art, quel accomplissement peut-elle avoir qui ne puisse aider un pauvre malade, qui ne raccourcisse pas les heures de fatigue d'un corps malade, ou n'apporte pas de consolation à une âme fatiguée ? Une infirmière parfaite est celle qui apporte du réconfort à son patient. C'est parce que les infirmières qualifiées apportent plus de confort qu'elles ont remplacé l' ancienne infirmière ; plus l'infirmière apporte du réconfort, plus elle réussit. La capacité de bien parler quand il faut parler, de bien lire, de s'amuser avec compréhension, de répondre judicieusement à chaque besoin du malade lorsqu'il se présente, voilà ce qui fait d'elle l'infirmière idéale.

X
COMMENT UNE INFIRMIÈRE DOIT-ELLE OCCUPER SES JOURNÉES D'ATTENTE ?

Pour de nombreuses infirmières, le temps entre les interventions est redouté comme une période où l'argent est dépensé pour l'entretien nécessaire et où aucun argent n'arrive ; un moment nerveux, car la sonnerie du téléphone qui peut signifier un appel est souhaitée ou redoutée, peut-être les deux ; une période anxieuse, car personne ne sait combien de temps elle devra attendre ; une période morne, car les jours s'éternisent et toujours aucun appel n'arrive. C'est *une* période difficile, mais on peut faire beaucoup de choses en ces jours d'attente qui sont agréables à faire, et qui se révéleront une source de plaisir pour tous les futurs patients, et non peu de profit pour l'infirmière également.

Permettez-moi de commencer mes quelques indications en disant que tous les patients et amis des patients s'attendent à ce que l'infirmière sache tout sur les maladies et leurs remèdes, les soins et la gestion des malades, - c'est l'affaire courante et ordinaire des infirmières - mais là aussi de nombreuses infirmières s'arrêtent ; ils ne peuvent souvent pas aller plus loin ; et lorsqu'on vient dans une famille et qu'on y ajoute une large culture et un intérêt intelligent pour les sujets d'actualité, le respect et l'admiration du patient et de sa famille sont sans limites et leur surprise est authentique.

Je voudrais, si possible, faire comprendre à l'infirmière diplômée qu'elle a vraiment beaucoup à apprendre après avoir quitté l'école de formation. Toutes les techniques de l'hôpital et de la salle d'opération sont fraîches à l'esprit, mais il y a tellement de choses qui se trouvent nécessairement en dehors des murs d'un hôpital, et ces connaissances acquises avec l'expérience constituent une grande partie de ce qui fait le succès d'une infirmière.

Je n'aborderai pas ici ce que toute infirmière sait si bien, relatif à la « préparation » des vêtements, du cartable et des instruments. Nous tenons pour acquis que tout cela est prêt. Le cas précédent a été difficile, pensons-nous, et plusieurs jours ont été consacrés au luxe de nuits entières au lit et de journées entières de repos ; tout cela est fait et on attend le prochain cas.

La meilleure chose à faire en premier lieu est que l'infirmière examine un peu son équipement mental, voit ce qu'elle a stocké dans son esprit qui peut aider le prochain patient, ou qui peut l'aider à mener la bataille de la propreté hygiénique contre la saleté porteuse de maladies. . Laissez-la se demander si elle lit à haute voix de manière acceptable et compréhensive. A-t-elle une bonne liste de livres qui plairaient à la plupart des femmes ? Sait-elle quels livres proposer aux enfants ? Peut-elle dire ce qui intéresserait les garçons ou ce qu'un homme aimerait écouter ? Connaît-elle des livres humoristiques, des histoires intéressantes ou des biographies ? Voilà donc l'occupation pour de nombreuses journées d'inactivité.

Aller dans une bibliothèque publique est toujours un plaisir, se lier d'amitié avec le bibliothécaire est un plaisir supplémentaire, tout comme se familiariser avec quelques bons livres qu'on peut toujours se procurer et qui feront plaisir et profit au patient après. patient. Cette recherche de la bonne littérature donnera du bonheur dans la quête, et du bonheur dans la lecture. Les bibliothécaires sont généralement heureux de diriger l'attention vers les livres nécessaires, et de nombreuses heures agréables peuvent être passées dans la bibliothèque, tout en ayant le sentiment confortable que le plaisir ressenti sera transféré plus tard aux futurs patients.

L'hygiène est enseignée dans la plupart des écoles de formation, ainsi que dans de nombreux externats ; mais il s'agit d'une branche de connaissances qui se développe si rapidement que, à moins de connaître les toutes dernières découvertes, l'infirmière peut se trouver utile simplement lorsque l'infection a fait son œuvre.

Je me demande combien d'infirmières ont utilisé les bulletins publiés par le Département américain de l'Agriculture à Washington. On les appelle Bulletins des agriculteurs, mais nombre d'entre eux sont utiles à toute l'humanité, qu'ils soient agriculteurs ou non. Ils sont gratuits pour quiconque en fait la demande, et jusqu'à présent, environ cinq cents ont été délivrés. Ils portent sur toutes sortes de sujets : les mouches, le paludisme, la destruction des rats, le soin de la nourriture à la maison, les fruits comme aliment, les céréales pour le petit-déjeuner, etc., etc., des sujets à l'infini . Voici donc une mine d'informations ouverte à quiconque le demande ; il suffit d'écrire au secrétaire à l'Agriculture et de demander qu'on lui envoie une liste des bulletins agricoles publiés par son département, et dans cette liste tous les bulletins pourront être sélectionnés et ils seront envoyés. Demandez ce qui est nécessaire ; tout cela est destiné à l'éducation du public. Les informations sont absolument fiables et représentent la meilleure pensée du pays : les conseils d'experts des plus grands scientifiques.

J'ai souvent pensé qu'une infirmière qui se spécialiserait dans le soin des enfants, ou même celle qui allaiterait des enfants occasionnellement, gagnerait beaucoup à suivre un cours dans une école maternelle. Mais l'infirmière de service privée, ne disposant que de quelques jours, ne peut rien faire d'aussi vaste ; mais un très bon substitut est à portée de main, dans le département des jardins d'enfants de n'importe laquelle de nos écoles publiques. Il est très intéressant d'aller dans une école publique, de demander à voir le directeur , de laisser l'infirmière expliquer sa visite et de lui montrer à quel point il serait utile aux futurs petits malades de pouvoir étudier une partie de l'école maternelle. méthodes, et la permission sera facilement donnée. Lorsque l'infirmière arrive dans la chambre des « petits », laissez-la s'asseoir et observer tranquillement ce qui est fait pour eux et comment ils sont gérés. L'enfant de maternelle sera heureux de raconter où elle trouve les charmantes histoires qu'elle raconte ; elle donnera des modèles des choses merveilleuses que ses élèves découpent dans du papier, les canots, les hommes qui s'y asseyent, les wigwams, les traîneaux, les automobiles, les balançoires, les poêles, les arbres, les pommes, etc., etc., des articles bien-presque innombrables, et tous si simples et si habilement réalisés. Un petit convalescent pourrait s'amuser pendant des semaines avec ce qu'on pourrait apprendre en quelques heures dans l'un de nos jardins d'enfants municipaux. Je parle des choses que je connais, car je les ai essayées, et je n'ai encore jamais trouvé de directrice qui n'était pas contente que son jardin d'enfants étudie, ni d'élève de maternelle qui n'était pas contente de savoir qu'elle pouvait aider dans le travail des infirmières malades. enfants, même de cette manière apparemment détournée.

Dans toutes nos grandes villes se trouvent des galeries d'art et, dans beaucoup d'entre elles, de belles collections de prêt sont exposées chaque été. Il y a, outre des tableaux dans ces collections de prêt, beaucoup de choses ; certains curieux, certains beaux et tous intéressants. Quelques jours passés dans ces galeries apporteront beaucoup de connaissances et de beauté dans la vie. Il faut prendre du temps pour ces visites ; personne ne peut apprécier à la hâte la patience et l'habileté du travail artisanal oriental. Si l'on ne connaît pas les objets exposés, il faut acheter un catalogue et étudier chacun d'entre eux jusqu'à ce que l'on sache pourquoi il se trouve là et quelle est sa beauté. Je me souviens avoir vu un jour, dans une collection, une coupe en jade, avec une anse très finement ouvragée ; Je pensais que c'était bien, mais je ne l'ai pas apprécié jusqu'à ce que le Gardien me dise qu'il avait fallu vingt ans à l'artiste pour sculpter cette coupe, le jade étant une pierre si dure. Cette coupe était si précieuse que le musée de Kensington, en Angleterre, avait payé une immense somme d'argent pour l'acquérir, comme un spécimen presque parfait. Cette information était ma récompense pour une étude approfondie d'une exposition. Dans ces expositions, on pourrait passer de nombreuses journées vacantes avec beaucoup de plaisir et de profit.

Quelle que soit la ville où vit une infirmière, elle devrait se familiariser avec les efforts philanthropiques du lieu. Dans les plus grandes villes, il n'est pas possible de les connaître toutes, mais elle devrait connaître certains travaux d'habitat, les crèches, les hôpitaux pour bébés, les opérations de secours, les maisons de retraite. Bien sûr, elle connaît les hôpitaux et les dispensaires, mais ce qui est fait pour les pauvres, les ignorants, les pécheurs et les étrangers, elle doit l'apprendre. Bien souvent , elle pourrait faire beaucoup pour aider ces institutions, en racontant simplement et sincèrement, lorsque l'occasion s'en présente, ce qu'elle a vu, les grands besoins de tels efforts et le travail héroïque de ceux qui descendent et vivent parmi les nécessiteux et les pauvres. essayez de les élever. Beaucoup de patients riches et oisifs pourraient s'intéresser et donner de l'argent, voire du temps, pour contribuer à ces bonnes œuvres ; et mon expérience montre qu'ils ont généralement besoin de toute l'aide possible. Ainsi, l'infirmière devrait connaître l'action antituberculeuse, les écoles du soir, les terrains de jeux sur les toits des écoles, toute l'œuvre philanthropique de sa ville, et elle ne peut en être informée que si elle prend une partie de ses jours vacants. ses jours d'attente et les transforme en jours d'apprentissage et d'expansion de son esprit et de son cœur.

Une autre façon agréable de passer quelques jours d'attente est d'étudier le système de tramway de la ville où vous habitez. Apprenez jusqu'où cela peut aller, dans combien d'autres villes. Si une rivière est proche, familiarisez-vous avec ses bateaux à vapeur. Les excursions en bateau ou en tramway seront délicieuses et apprendront les meilleurs itinéraires, les meilleures gares terminales et les meilleurs restaurants, et un jour, lorsqu'un patient sera assez bien pour faire une excursion, une partie de son propre voisinage immédiat pourra être montrée. lui qu'il n'a jamais vu auparavant. Croyez-moi, tout cela sera apprécié. L'espace me manque pour parler de musique à écouter, de théâtres à apprécier, et de tout cela qui sera utilisé désormais au profit de ceux que vous serez appelés à servir. Les informations constamment recueillies au cours des « jours d'attente », judicieusement utilisées, intelligemment communiquées au patient ou à ses amis, feront de l'infirmière une femme si large d'esprit et si sympathique que tous ceux qui l'emploient apprécieront le fait qu'elle ait un une vaste culture et apporte à son patient autre chose qu'une simple compétence technique.

XI
QUELQUES CONSEILS POUR L'INFIRMIÈRE OBSTÉTRICALE

LA GARDE-ROBE DU BÉBÉ.

Lorsqu'une infirmière va voir une femme qui souhaite l'engager, dans quelques mois, pour prendre soin de son bébé et d'elle-même, c'est très agréable de pouvoir lui donner, si elle le demande, une liste de tout ce dont elle aura besoin. , tant pour son propre confort que pour celui du bébé.

Ce qui suit est une bonne garde-robe sensée, et on la trouvera abondante, bien que de nombreux articles plus ou moins fantaisistes seront très probablement ajoutés par des amis. Les choses énumérées ci-dessous devraient durer le bébé jusqu'à ce qu'il soit mis dans des vêtements courts :

Slips, 10. Robes, 8 à 10. Couvertures à épingler, 4. Jupes en flanelle, 4. Jupes blanches, 5. Chemises, 4. Bandes, flanelle unie, 4. Bandes, jersey, 4. Couches première taille, 17 pouces carrés , 20. Couches deuxième taille, 20 pouces carrés, 30. Couches troisième taille, 26 pouces carrés, 30. Couvertures tricotées, blanc uni, 2 ; si avec n'importe quelle couleur, 4 à 6. Sacques tricotées, 4 (deux tailles). Petit oreiller (cheveux), 6 caisses. Draps pour berceau, 6. Couvertures pour berceau, 2.

POUR PANIER.

Deux petites épingles de sûreté dorées. Grosses épingles de sûreté, je boxe. Petites épingles de sûreté, je boxe. Boîte à poudre et houppette. Poudre de Coudreay . Petite boîte composée à parts égales de borax et de sucre en poudre. Serviettes anciennes en damassé. Un gâteau au vieux savon de Castille blanc ou au savon de pépinière Colgate. Une bouteille de vaseline non parfumée . Autant de sachets que possible. Quelques mètres du ruban le plus étroit, rose et bleu. Deux vieux mouchoirs. Un protecteur de genoux. Brosse et peigne. Coton absorbant.

POUR LA MÈRE.

Tous les vieux draps de la maison. Feuille de caoutchouc, double largeur. Un carré de bâche de caoutchouc simple largeur. Une vieille couette. [Note de bas de page : Lorsque le matelas Kelly est utilisé pour la livraison, il n'est pas nécessaire de fournir l'ancien confortable, les couvertures et la feuille de caoutchouc simple largeur .] Deux ou trois vieilles couvertures. Seringue fontaine. Bassine en papier. Serviettes à volonté. Six ou sept robes de nuit, dont trois vieilles. Maillots de corps, si portés au lit, 4 (grands). Bandages, 6. Toile à fromage, 10 mètres. Coton absorbant, 2 lbs. Un grand sacque de flanelle, ou un rossignol. Mousseline douce non blanchie, 2 ou 3 mètres. Les plaquettes de fumigation de Colgate, je boxe. Bassin de lit, je.

Les layettes peuvent être achetées dans n'importe quel bon grand magasin, mais de nombreuses femmes enceintes préfèrent confectionner tous les vêtements du petit. Ces listes sont à l'usage de ces mères.

Celles-ci ressemblent peut-être à deux listes très impressionnantes, mais un deuxième coup d'œil convaincra quiconque que tous ces articles sont absolument nécessaires et qu'aucun d'entre eux n'est coûteux.

Les feuillets doivent être rédigés très clairement. Le tissu peut être aussi fin que possible, mais au-delà de quelques plis autour de l'empiècement et d'un peu de dentelle ou de fines broderies sur le col et les manches, il doit être parfaitement uni. Les robes, bien sûr, sont un peu plus élaborées, mais la mode veut désormais que les vêtements des bébés soient parfaitement simples, et c'est une mode des plus raisonnables. Les couvertures à épingles sont ouvertes sur tout le devant et sont généralement confectionnées dans les magasins avec une large bande de mousseline blanche et rigide, ce qui montre que ceux qui les ont fabriquées n'ont jamais essayé d'habiller un bébé. La bande doit être en flanelle ou en gros lin lavé plusieurs fois pour qu'elle soit douce, et les épingles en passeront dans de nombreux plis. Les jupes en flanelle sont généralement constituées de deux largeurs de flanelle et sont plus ou moins brodées. Celles-ci ne sont pas laissées ouvertes, sauf juste assez pour faciliter l'habillage. Les chemises sont si bien confectionnées dans les magasins que peu de gens se soucient de les tricoter. Ils doivent toujours avoir un col haut et des manches longues, et il est préférable d'avoir deux tailles, car si le bébé est petit, il ne pourra jamais être à l'aise dans une chemise grande qui ne lui va pas.

Les quatre bandes de flanelle doivent mesurer 6 pouces de large sur 17 ou 18 de long, déchirées dans le sens de la longueur de la flanelle et laissées tout aussi déchirées. Non ourlé ou orné de quelque façon que ce soit. Aucun ourlet ou couture ne peut être si fin qu'il ne marquera pas la chair du bébé. En plus de cela, si vous avez ces bandes unies et que vous trouvez qu'elles sont trop grandes de plusieurs centimètres, rien de plus simple que d'arracher une bande et de les ajuster. Si l'enfant a un très gros abdomen rond, il peut être bien ajusté par-dessus en prenant deux petits replis sur le bord inférieur, à environ un demi-pouce du milieu de la bande, et en laissant les replis remonter d'environ un pouce. ou un peu plus, en le diminuant progressivement. Lorsque celles-ci sont jetées et que les bandes en jersey sont mises, mettez-les toujours en premier sur les pieds du bébé, car il est difficile de les passer sur les épaules.

Le meilleur matériau pour les premières petites couches est le vieux damas de table doux. Plus la qualité est bonne, plus elle sera douce ; assurez-vous qu'ils sont exactement carrés. Rien n'est plus éprouvant, dans une certaine mesure, que d'obtenir une couche qui ne peut pas être pliée correctement. Ceux-ci doivent être doublés et les bords retournés et cousus. Au moment où le bébé les aura dépassés, ils ne pourront plus être rangés dans le sac à chiffons et pourront être jetés de côté. La couche de deuxième taille, ainsi que la troisième, doivent être lavées plusieurs fois pour les rendre suffisamment douces pour être utilisées. Ceux-ci peuvent être utilisés d'abord pliés huit fois et placés sous le bébé à côté de la couche damassée, entre celle-ci et la couverture à épingler, et épargneront souvent à l'infirmière la peine de changer les vêtements du bébé, car ils sont complètement mouillés. De cette façon, ils subiront plus de lavages et seront plus doux lorsque vous devrez les utiliser sur la peau de bébé.

La flanelle de coton, avec un bon poil et une toile peu serrée, est également très bonne et peut être utilisée à la place du damas lorsqu'on ne peut pas se le procurer. Mettez-le avec la sieste près de la peau. C'est un excellent absorbant.

Le bébé doit avoir au moins un petit coussin en cheveux (plutôt plat), recouvert d'un côté de soie bleue ou rose, de l'autre de blanc uni sur le coutil. Les plus jolies taies d'oreiller que j'ai jamais vues étaient faites de mouchoirs de poche à larges ourlets. Deux sont soigneusement cousus ensemble sur trois bords et sur le quatrième des boutonnières pour des clous en nacre. Les mouchoirs peuvent être fins ou pas, brodés ou unis, et peuvent avoir de la dentelle cousue sur le bord, mais ils ne peuvent s'empêcher d'être jolis, et la broderie ne sera jamais au milieu. Je n'oublierai jamais ma pitié pour un pauvre petit acarien que j'ai vu une fois et qui, au réveil de son sommeil, on a découvert qu'il avait l'empreinte d'un S brodé sur sa joue. Il avait été travaillé au centre de la petite taie d'oreiller par des mains aimantes mais ignorantes. Lorsque bébé utilise l'oreiller, laissez-le dormir sur le côté blanc ; d'autres fois, relevez le côté coloré et le rose ou le bleu apparaîtra très joliment à travers le lin. Si vous laissez l'enfant dormir sur le côté coloré, il risquera très probablement de vomir du lait aigre dessus, tôt ou tard, et la beauté de votre oreiller disparaîtra.

Si les petites couvertures de berceau ordinaires sont jugées trop chères, un très bon substitut peut être fabriqué à partir d'un tissu en édredon blanc, qui est chaud, doux et pas du tout coûteux.

Les épingles de sûreté dorées sont destinées à l'épinglage final de la robe devant et derrière. Bien sûr , n'importe quelle petite épingle à bébé ornementale répond tout aussi bien à cet objectif, et, en effet, une épingle de sûreté ordinaire fera l'affaire si aucune autre n'est à portée de main.

Il ne faut pas oublier la petite boîte composée à parts égales de borax et de sucre. Mélangez très soigneusement les deux, et si de petites taches aphteuses blanches apparaissent sur les lèvres, la langue ou les joues de bébé, appliquez un peu de ce mélange plusieurs fois par jour, elles disparaîtront probablement toutes la nuit. Appliquez-le très soigneusement avec le bout de votre doigt légèrement humidifié pour qu'un peu de poudre adhère. Examinez la bouche du bébé tous les jours pour détecter ces taches. Ils sont susceptibles d'apparaître à tout moment après dix jours ou deux semaines et sont plus souvent observés chez les enfants faibles ou ceux nourris au biberon. Si les taches apparaissent sur un enfant qui allaite, les mamelons sont très susceptibles d'être douloureux. Il faut donc être très prudent en la matière.

Les sachets sont un véritable luxe dans les tiroirs du bureau de bébé. Les sachets d'Atkinson sont les meilleurs, bien que la violette de Colgate soit très délicate et agréable. Mettez-en une ou deux parmi les petites chemises, et quelques-unes parmi les couvertures tricotées, mais mettez-les surtout dans les robes, et assurez-vous, lorsque vous sortez une robe propre, ou un slip, de prendre le sachet et de le glisser dans le cou du slip qui sera porté demain. Rien ne peut être plus attrayant qu'un bébé propre et qui sent bon, et, *à l'inverse* , rien n'est plus dégoûtant qu'un bébé mouillé, aigre, froid et qui pleure. S'il est mouillé et aigre , il aura sûrement les pieds et les mains froids, et il pleurera tout aussi sûrement. Pauvre petite chose! C'est sa seule manière d'exprimer son opinion sur l'état de sa toilette.

Il est très joli, quand le bébé est frais et propre, et qu'il porte une fine combinaison à dentelle bordant les manches, pour nouer autour du poignet, à l'extérieur de la manche, un morceau de ruban rose ou bleu. Faites un joli petit nœud et laissez tomber la dentelle sur les grosses petites mains, comme un volant. Veillez à ne pas trop serrer le ruban et à le garder propre. S'il est sale ou mouillé, retirez-le directement.

Un protecteur de genoux est fabriqué en recouvrant un morceau de tissu en caoutchouc d'environ 14 pouces carrés avec plusieurs épaisseurs de vieille couverture. Pour couvrir cela, ayez des housses comme des taies d'oreiller, en lin ou en coton, unies ou fantaisie, selon que la dame peut avoir du temps ou de l'argent. Glissez le « protecteur » dans son étui, et posez-le sur vos genoux, ou sur ceux de toute autre personne qui souhaite tenir bébé, et il le protégera parfaitement de toute humidité.

TABLEAU D'ESTIMATION DE LA DURÉE PROBABLE DE LA GROSSESSE

Deux cent quatre-vingts jours, quarante semaines, dix mois lunaires ou neuf mois civils sont ici estimés comme durée habituelle de la grossesse (la moyenne réelle calculée étant de 276-2/3 jours). Le jour exact de la conception (*et non* le coït fertile) ne peut jamais être déterminé avec précision ; la seule date à partir de laquelle on peut dater la conception, et le jour probable d'accouchement prévu avec une certaine chance de certitude, est le premier jour du dernier flux menstruel, en ajoutant à cela une semaine (sept jours) pour la durée moyenne du flux (avec quelques jours de liberté). Nous comptons neuf mois calendaires en avant, et avons la date approximative du confinement prévu. La méthode la plus simple consiste à ajouter sept jours au premier jour du dernier flux menstruel, à compter trois mois à rebours et à ajouter un an, lorsque nous aurons la date future à laquelle, ou à peu près, l'accouchement peut être attendu.

Une estimation *exacte* n'est qu'une estimation ; Des erreurs d'une ou deux semaines dans un sens ou dans l'autre peuvent être commises par les plus expérimentées, comme dans les cas où la conception a eu lieu peu avant les règles suivantes, qui n'ont pas alors eu lieu.

Le présent tableau est construit sur le principe ci-dessus, la deuxième colonne représentant le jour de la vivification, dix-neuf semaines après le début de la dernière menstruation, avec sept jours ajoutés ; et la troisième colonne encore vingt semaines plus tard. La date d'accélération est encore plus variable que celle de l'accouchement, d'une à quatre semaines.

Des dates intermédiaires peuvent être fixées en ajoutant le nombre de jours nécessaire dans chaque colonne. Ainsi, pour le 11 janvier, la deuxième colonne devrait indiquer le 31 mai, et la troisième colonne, le 18 octobre, et ainsi de suite.

Début du dernier Quickening. Confinement. Menstruation.

1er janvier.........20 mai.........octobre. 8ème.
1er février.........20 juin.........nov. 8.1er mars.........18
juillet.........déc. 4.1er avril.........août. 18.........janvier. 6.1er
mai.........sept. 17.........fév. 5.1er juin.........oct. 8.........8 mars. 1er
juillet.........nov. 17.........7 avril.août. 1er.........décembre. 18.........8
mai.sept. 1er.........janvier. 18.........6 juin.oct. 1er.........fév. 17.........8
juillet.nov. 1er.........20 mars.........août. 8 décembre. 1er.........19
avril.........sept. 7ème.

ARTICLES À L'USAGE DE LA MÈRE.

Il n'est peut-être pas nécessaire de dire pourquoi il est préférable d'utiliser de vieux draps pour le lit d'une femme en parturition, mais je répète qu'il faut préférer les anciens et les vraiment neufs, c'est-à-dire une fois lavés, jamais utilisés. Les nouvelles serviettes sont bien sûr répréhensibles, car trop dures. Si le patient aime les serviettes rugueuses, utilisez une serviette de bain ordinaire, si vous pouvez vous en procurer. Faites attention à ne jamais laisser les extrémités lâches et humides du gant de toilette traîner sur les parties exposées du corps. C'est une bonne idée de coudre votre gant de toilette dans un sac, d'y glisser votre main et de l'enfiler comme une moufle. Une éponge en caoutchouc ou en fibre est à privilégier. Gardez-en un pour le visage, le cou, les bras et les mains, et un autre pour les pieds et les jambes. Le bain de la vulve est préférable au moyen d'une seringue à fontaine utilisée comme irrigateur et d'un peu de gaze stérilisée enroulée autour de votre pince à pansement. La gaze peut être changée aussi souvent que nécessaire et est bien plus satisfaisante qu'autre chose, surtout s'il y a eu une lacération.

Le carré de bâche de caoutchouc, simple largeur, est le plus utile. Pour l'accouchement, le lit doit être fait en étendant d'abord sur le matelas le large drap de caoutchouc, par-dessus on met une vieille couverture, puis le sous-alèse ; sur le côté droit du lit, là où la femme sera probablement couchée, placez le carré de caoutchouc, par-dessus le vieux confortable, quatre lits doubles, et maintenez le tout en place avec un drap plié comme une « alèse » d'hôpital. Celui-ci doit être fermement rentré sur les côtés sous le matelas. Il sera rarement nécessaire de changer le drap de lit, si le lit est fait de cette façon, et si le carré de caoutchouc est retiré avec précaution, avec le drap confortable et coulissant, lorsqu'il est temps de rendre la patiente propre et sèche après l'accouchement. . C'est un bon plan maintenant de déchirer ce carré en deux et d'en garder un morceau directement sous l'alèse propre pendant les premiers jours. Cela permet d'économiser beaucoup de lavage.

Une vieille couverture et une petite seront très utiles pour toutes sortes de choses : par exemple, pour s'étendre sur les épaules et la poitrine lorsque le bandage est épinglé ; réchauffer et envelopper les pieds et les jambes, s'ils présentent des signes de froid ; couvrir un genou et une partie du corps lors de l'utilisation de l'irrigateur, ce qui, en cas de *lacération* , est une tâche délicate, comme le sait toute infirmière. Pliez toujours cet ami inestimable et constant et placez-le dans un endroit pratique mais discret ; c'est un *ami* et un bon ami ; mais ce n'est pas un bel objet à regarder, et d'autres, ne connaissant pas ses vertus, vous croiraient en désordre s'il était dans un endroit visible. La seringue à fontaine est absolument indispensable ; et, bien qu'il puisse paraître inutilement grand, je pense qu'un sac de quatre litres est préférable à n'importe laquelle des tailles plus petites. Bien sûr, vous n'aurez peut-être jamais besoin de quatre litres dans le sac, mais c'est beaucoup plus facile à gérer, beaucoup moins susceptible de déborder, si vous avez un grand sac et que vous ne le remplissez qu'à moitié ou aux trois quarts. De plus, vous obtenez beaucoup plus de force si vous avez plus d'eau dans le sac, vous n'avez pas besoin de toute l'utiliser. Une seringue Davidson est très utile pour certaines choses pour lesquelles une seringue à fontaine ne pourrait pas être utilisée. Les lavements à l'huile, par exemple, sont également des lavements nutritifs. Après un lavement à l'huile, assurez-vous de *bien laver votre seringue* avec une solution forte de lessive de soude ou d'ammoniaque, sinon vous constaterez que le caoutchouc de l'ampoule et du tube devient pâteux et votre seringue sera complètement abîmée. Le bassin en papier est très léger et facile à manipuler et il est de loin préféré à une grande vaisselle en porcelaine , qui peut facilement glisser des mains chaudes, mouillées et glissantes.

Je m'étonne souvent que les femmes d'aujourd'hui, si sensées en bien des choses, aient abandonné la mode des robes de nuit courtes, que nos grand-mères se procuraient toujours elles-mêmes à cette époque. Je me souviens avoir demandé à une dame, alors qu'elle discutait de ce dont elle aurait besoin pour son premier bébé et pour elle-même, au moment de sa naissance, si elle n'avait pas quelque chose de court et simple à porter. Elle eut l'air très pensive pendant un moment, puis dit qu'elle pensait avoir *une* robe de nuit sans volants ni broderies sur le bas. Elle pourrait porter ça. Ce n'est certainement pas par souci d'économie que nos riches patients ne disposent pas de ces vêtements des plus pratiques. Je pense qu'ils ne savent rien d'eux et qu'on devrait leur expliquer leurs vertus. Une poche pourrait être ajoutée à ce vêtement, je pense, et ce serait un vrai confort pour une femme. Je sais que ce serait pour une infirmière, qui doit généralement retrouver le mouchoir de poche qui manque toujours une douzaine de fois par jour. Les hommes ont toujours des poches dans leurs chemises de nuit et ils ne sont pas deux fois moins malades que les femmes. Je me demande pourquoi les femmes n'imitent pas cette coutume des plus sensées. Si votre patiente ne vous laisse pas couper aucune de ses anciennes robes de nuit, vous devez bien sûr utiliser les longues et les changer aussi souvent que nécessaire.

Les bandages doivent toujours être faits de mousseline douce et non blanchie ; le double est le meilleur, bien que je les ai utilisés avec un pli simple et un ourlet, mais ils sont plus fermes s'ils sont doubles. Ils doivent être assez larges pour descendre jusqu'aux grands trochanters, et jusqu'à deux pouces au-dessus de l'ombilic ; assez longtemps pour s'adapter à la femme avant qu'elle ne tombe enceinte. Elle a probablement une certaine mesure, ou pourrait l'obtenir auprès de sa couturière. Les femmes varient tellement qu'il est difficile de donner une mesure exacte en pouces, mais vous pouvez commencer avec un bandage de cinquante pouces de long, et si les extrémités sont trop longues, coupez-les, retournez les bords du tissu et passez-le par-dessus. soigneusement.

Les bandages ou bandages obstétricaux sont désormais rarement mis sur une femme qui accouche, mais au cas où ils devraient être utilisés, je donne le meilleur type que je connaisse. Ils sont parfois fabriqués sur commande, mais je n'en ai jamais connu un qui s'ajuste ou se lave bien.

La méthode de leur application est bien entendu enseignée dans les écoles. L'infirmière doit toujours savoir par le médecin ou le patient potentiel si des classeurs doivent être portés et si des instructions lui sont données sur la manière de les fabriquer. Quatre ou six suffiront.

Deux ou trois mètres de mousseline douce et non blanchie pour les bandages mammaires doivent être fournis au cas où ils seraient nécessaires. Un bandage à six queues est, je pense, le meilleur à cet effet. Déchirez les deux premières « queues » à moins de trois pouces des autres, et celles-ci passant sur les épaules et attachées aux autres, qui sont ajustées sur les seins, maintiennent tout le bandage en place.

Il n'est pas nécessaire de parler des serviettes ou des tampons ; ceux-ci sont universellement utilisés et facilement achetés, stérilisés et prêts à l'emploi. Toute stérilisation est si minutieusement enseignée dans les écoles que j'ai tenu pour acquis la maîtrise de ce domaine.

Il devrait toujours y avoir un désinfectant ou un antiseptique à portée de main.

Carbolique I-30, chlorures de Platt, permanganate de potasse, ou quelque chose qui répondra à l'objectif ; bichlorure de mercure, etc. Vous devez vous renseigner auprès du médecin sur ce qu'il préfère et de quelle concentration.

Je ne dois pas oublier de dire que lorsque vous irez voir votre future patiente et qu'elle vous montrera la chambre qu'elle compte occuper, il serait bon de chercher un tapis que vous pourrez, s'il le faut, tourner du mauvais côté. dehors et étalé sur le côté du lit. Certains médecins sont très soignés dans leur travail, mais d'autres le sont... eh bien, je ferais peut-être mieux de ne pas le dire ; il ne faut pas critiquer les médecins.

Mais parfois, il est préférable d'avoir une protection pour le sol, cela donne à l'infirmière un sentiment de confort indescriptible de savoir que, quoi qu'il arrive, le tapis ne sera pas abîmé.

XII
QUANT AU LAVAGE DU BÉBÉ

En premier lieu, rassemblez tout ce dont vous aurez besoin pour le bain et l'habillage ultérieur. Disposez les vêtements en ordre sur le dossier d'une chaise devant une cheminée à foyer ouvert ou sur un radiateur, ou si aucun meilleur moyen ne se suggère, remplissez des bouteilles d'eau chaude, ou procurez-vous une poche d'eau chaude, remplissez-la et posez-la dessus . les vêtements disposés dans l'ordre dont vous en aurez besoin, en commençant la pile par la robe et en plaçant le bandeau en dernier. Ayez *deux* grandes serviettes douces et gardez-les au chaud. Si possible, ayez un tablier en tissu de caoutchouc à nouer autour de votre taille. À vos côtés, au sol, ayez une petite couverture prête à recouvrir le tablier en caoutchouc en cas de besoin. Placez votre panier pour bébé là où vous pouvez l'atteindre, assurez-vous qu'il contient tout ce dont vous aurez besoin : éponge, savon, poudre, épingles, vaseline , etc., et une ou deux couches supplémentaires. Maintenant, prenez la baignoire (en étain) et versez-y l'eau jusqu'à ce qu'elle atteigne environ quatre pouces de profondeur. Ne laissez pas l'eau plus chaude que 100 degrés F. Les thermomètres de bain sont assez bon marché et très pratiques ; il faut toujours en avoir un à portée de main, car aucune infirmière ne devrait jamais se fier à ses sentiments quant à savoir si l'eau est suffisamment chaude ou non. Testez toujours toute eau destinée aux malades ou aux personnes délicates avec un thermomètre. Un autre point auquel une infirmière doit faire très attention est de veiller à ce que ses mains soient chaudes avant de prendre le bébé, car ses mains froides sur sa chair chaude le feront sûrement crier.

Tout étant maintenant prêt, prenez le bébé et asseyez-vous avec lui, en étendant la couverture sur vos genoux, et en plaçant la baignoire juste devant vous sur une autre chaise. Il est préférable d'utiliser l'éponge pour le lavage, mais un morceau de vieux damas de table fera très bien l'affaire. Lavez d'abord très soigneusement les yeux, puis le visage, et séchez-les sur la serviette. Maintenant, tenez la tête du bébé au-dessus de la baignoire et lavez-la bien avec du savon sur votre main nue, puis rincez-la abondamment à l'eau, en gardant toujours la main gauche sous la tête et le cou. Ramenez-le sur vos genoux et séchez-lui soigneusement la tête, puis lavez et séchez soigneusement les oreilles.

Une fois arrivé à ce point, vous pouvez déshabiller complètement le bébé, en faisant très attention sans prendre de temps inutile. Lorsqu'il est tout à fait prêt à aller dans le bain, saisissez-le fermement avec la main droite, en laissant reposer les fesses dans la paume de la main, les doigts écartés et le pouce remontant presque jusqu'au pubis. Avec la main gauche, tenez la tête et les épaules. Plongez-le *très* doucement dans l'eau. Tout mouvement brusque est très préjudiciable, car un bébé ne doit jamais pleurer lorsque le bracelet est retiré, si cela peut être évité. Il tend souvent les deux mains comme s'il essayait de saisir quelque chose. S'il paraît effrayé en même temps et qu'il pleure violemment, laissez ses fesses reposer sur le fond de la baignoire, et de la main droite tenez les deux siennes, et il sera réconforté.

Je pense qu'il est bon de laver tout le corps à main nue, bien savonnée. Faites attention à vous laver sous les bras, au pli des coudes, aux aines et sous les genoux, rincez-le avec le gant de toilette ou l'éponge, puis posez une serviette chaude sur vos genoux et prenez le bébé comme vous le faites. mettez-le dedans, lentement et sans choc, et étendez-le dans la serviette chaude. Posez la deuxième sur lui et tirez sur toute la couverture, en l'enveloppant bien au chaud. Mettez votre main dans la couverture et séchez-le. Cela peut être fait facilement et rapidement sans découvrir l'enfant. Passez la main en effectuant un léger mouvement de pression sur chaque bras et chaque jambe, ainsi que sur le devant du corps. Lorsque cela est fait, vous devez défaire la couverture, prendre la serviette supérieure et sécher très soigneusement tous les plis, et poudrer partout, surtout s'il est très gros. Descendez jusqu'au fond de chaque pli et assurez-vous qu'il est sec et poudré. Posez sur le nombril une compresse de coton absorbant, sauf si l'enfant a plus de quatre semaines, et par-dessus la bande, qui doit être sans ourlet et suffisamment large pour s'étendre de la hanche à l'aisselle. Posez fermement la paume de votre main droite sur la bande et le coussinet et retournez l'enfant avec précaution, en gardant votre main droite toujours sous lui, et avec la gauche, enlevez toutes les serviettes humides, puis redressez la bande qui est froissée sous un côté. Gardez vos genoux rapprochés. Maintenant, enlevez la main droite et assurez-vous que les genoux du bébé sont du côté droit de votre genou et que les coudes sont bien au-dessus de l'autre côté de vos genoux. Maintenant, vous avez le bébé là où il peut donner des coups de pied, mais il ne peut pas se tortiller ou sauter de vos genoux. Vérifiez que le dos est sec, frottez-le un peu avec la main et poudrez-le. Regardez attentivement dans la fossette profonde juste au niveau du coccyx et voyez si elle est propre. Maintenant, épinglez bien le bracelet, mais pas trop serré. Utilisez les plus petites épingles de sûreté et n'épinglez jamais directement sur la colonne vertébrale. Parfois, l'abdomen est très volumineux et il sera nécessaire de faire deux petits replis sur le bord inférieur de la bande devant pour qu'elle soit bien ajustée.

Pendant que bébé est encore sur le ventre, posez la couche, puis la chemise, qui doit être ouverte sur le devant, et la couverture à épingler. Posez le tout comme il se doit, en ce qui concerne le dos, et retournez-le en prenant soin de maintenir tous les vêtements en place. S'il est sujet aux irritations ou si les selles sont irritantes d'une manière ou d'une autre, utilisez de la vaseline sur les fesses. Maintenant, mettez les bras dans les manches de la chemise et attachez-les ou boutonnez-les, puis épinglez le jupon ou la couverture épinglée. Posez une couche supplémentaire pliée plusieurs fois sous lui, pliez la couverture épinglée en trois, ramenez l'ourlet jusqu'à la taille et épinglez-la en place.

La robe se porte d'abord sur les pieds. Enfilez-la sur la couverture à épingler, et passez la main droite sous les fesses, et avec la gauche, mettez la robe en place, mettez les petites mains dans les manches, et placez-la parfaitement droite et lisse sur la poitrine. Passez maintenant l'index de la main gauche à l'intérieur de tous les vêtements, en commençant par le cou, jusqu'à ce que vous trouviez la bande (le premier vêtement), prenez une petite épingle de sûreté ou n'importe quelle petite épingle ornementale et épinglez soigneusement le tout. Cette dernière épingle que je considère comme la plus nécessaire, car elle maintient la robe, la chemise, le bandeau et le tout en place. Retournez à nouveau le bébé et insérez une épingle similaire dans le dos de la robe, en faisant très attention à atteindre le bandeau. Pendant que le bébé est dans cette position, placez sur lui la couverture qu'il porte pendant la journée, et un dernier tour le ramène, et il est lavé et habillé tout sauf sa bouche, qui doit être soigneusement lavée avec de l'eau propre et tiède ou du borax et eau. Cela devrait également être fait plusieurs fois par jour, si la bouche est douloureuse, et toujours surveiller attentivement les taches blanches sur les lèvres, les joues et la langue. Si le bébé a des cheveux à brosser, il est bon de les brosser. Cela lui donne un air très rusé, mais s'il est fatigué ou somnolent, ne le dérangez pas. Cette toilette et cet habillage ne doivent pas occuper plus de vingt minutes, je l'ai fait en quinze où le bébé s'est très bien comporté.

Assurez-vous que la pièce est chaude et que les fenêtres et les portes restent fermées. Ne laissez pas des proches admiratifs aller et venir, ouvrir et fermer les portes au fur et à mesure. S'ils veulent voir l'opération, qu'ils viennent et restent. Un bébé ne devrait jamais être baigné dans une baignoire avant que le moignon du cordon ne soit enlevé et que le nombril ne soit bien et fort. S'il y a une tendance à faire la moue au niveau du nombril, lavez l'enfant sur vos genoux et n'enlevez pas le bandeau tant que le reste du bébé n'est pas lavé, séché et poudré. Ensuite, enlevez la bande et compressez-la, et mettez-en de nouvelles le plus rapidement possible, retournez l'enfant et épinglez-la comme indiqué précédemment.

En enlevant les vêtements, il n'est pas du tout nécessaire de retourner l'enfant, la bande étant la seule chose épinglée dans le dos.

NB — Cette méthode de bain s'adresse à un enfant normalement en bonne santé, à partir de l'âge d'une semaine jusqu'à six mois ou plus.

Tant que le moignon du cordon n'est pas enlevé, un bébé ne doit jamais être mis dans la baignoire. Si, après la desquamation du moignon, il semble y avoir une saillie, voire un aspect ulcéré autour de la nuque, il est préférable de donner le bain à l'enfant sur vos genoux. Dans tous ces cas, déshabillez le bébé comme indiqué précédemment, jusqu'à ce que vous arriviez à la bande (bande ventrale en flanelle). Lavez-le, rincez-le, essuyez-le et poudrez-le, en prenant soin de rendre chaque partie absolument propre et sèche. Si la bande est sale ou froissée, ou déformée de quelque manière que ce soit, retirez-la et mettez-en une nouvelle en regardant tous les jours, après trois jours, pour voir si le moignon s'est détaché et s'il adhère toujours, en étant faites très attention à ne pas le déranger de quelque manière que ce soit. Appliquez immédiatement la nouvelle bande. Retournez le bébé sur le ventre et lorsque le dos est exposé, lavez et frottez doucement le dos avec votre main chaude. Si le bracelet n'a pas besoin d'être changé, détachez-le, frottez le dos, épinglez-le à nouveau et procédez à l'habillage comme auparavant. Lorsque le cordon est bien retiré et le nombril lisse et propre, vous pouvez mettre le bébé dans la baignoire, très doucement, lentement et avec précaution, en vous rappelant qu'un mouvement brusque de votre part peut en fait toujours le faire crier. , et crier sans bandeau ni compresse est pour un bébé une cause très fréquente de hernie ombilicale. Si le cordon est petit à la naissance de l'enfant, il y aura moins de risque de hernie, mais s'il est gros, alors attention ! Ce ne sera pas toujours de votre faute si le nombril du bébé n'est pas petit et plat lorsque vous quittez votre étui, mais vous en serez toujours blâmé si ce n'est pas le cas. Observez attentivement chaque matin, lorsque vous donnez le bain à l'enfant, toute protubérance ombilicale et signalez-la sans délai à votre médecin, si elle existe, aussi légère soit-elle. Cependant, ce n'est pas ici le lieu de traiter la hernie ombilicale et nous passerons au lavage. Si la peau de l'enfant est très sensible et s'irrite facilement, lavez-la avec de la mousse de savon de Castille, rincez et séchez soigneusement après chaque urine. , ainsi que lorsque vous lui donnez un bain. Poudrer avec du talc. Parfois, aucune poudre n'y fait rien, alors essayez la vaseline . Si cela ne suffit pas, demandez au médecin si vous pouvez essayer une pommade à l'oxyde de zinc. Habituellement, un soin extrême lors du lavage, du séchage et du poudrage sera suffisant, mais cela doit être fait à chaque changement de couche. En cela comme en d'autres choses, une vigilance éternelle est absolument nécessaire.

Lorsque le bébé a environ deux ou trois semaines, c'est une bonne idée de mettre un peu d'alcool dans l'eau dans laquelle il se baigne, soit deux ou trois onces par rapport à la quantité d'eau utilisée pour le bain. Prenez un petit bol d'eau plus fraîche, 70 degrés à 80 degrés, pour le visage, et après cela, ajoutez-y également une cuillère à soupe d'alcool pour la tête. Il aide à raffermir la peau et empêche le bébé de prendre froid si facilement.

Si le bébé semble très effrayé en étant mis dans la baignoire, étalez dessus une serviette de bain ou une petite couverture fine et demandez à quelqu'un de lui tenir les mains, afin qu'il ne s'accroche pas trop sauvagement à tout, puis abaissez-le dans l'eau, une serviette et tout, et il ne le remarquera pas tellement.

Je ne connais aucun endroit où l'habileté à manipuler se révèle aussi avantageuse que chez un bébé. Il sait bien s'il est bien manipulé ou non, et ses cris d'inquiétude, ou ses cris violents, vous diront sans tarder s'il n'est pas à l'aise.

Une fois de plus, permettez-moi d'insister dans l'esprit de tous ceux qui lisent ceci sur la nécessité de garder au chaud tout ce qui concerne la baignoire et l'habillage ultérieur. Tout ce qui est froid fera crier le petit, et je pense que toutes les infirmières seront d'accord avec moi, qu'il n'y a pas de travail plus nerveux que de laver et d'habiller un bébé qui pleure (et une fois qu'il commence, il n'est que trop enclin à continuer pendant tout le temps). Cela est particulièrement vrai si une mère faible et ignorante est rendue nerveuse par le bruit, ou si une grand-mère aimante se promène , faisant des remarques sur les « nouvelles façons de faire » et se demandant pourquoi cet enfant devrait pleurer alors que sa mère a toujours été si gentille, comme un enfant. bébé, dans son bain.

Maintenant, quant au moment de laver un bébé. Le matin est incontestablement le moment idéal, mais si le bébé est très jeune (moins de deux semaines) et a été éveillé pendant la nuit, je le laisserais faire sa sieste, même si cela vous retardait et interférait avec votre plan de travail. S'il dort , il est à l'aise et, sauf pour une raison plus grave que le bain, il ne faut pas le déranger. Ceci, pour les bébés en cabinet privé. Les bébés hospitalisés ne peuvent pas être soignés avec autant de tendresse. Lorsqu'il y en a dix ou onze à laver dans une matinée, choisissez bien sûr ceux qui sont éveillés, autant que vous le pouvez, mais il y aura toujours un ou deux petits endormis et chauds pour lesquels vous aurez quelques tiraillements. de conscience lorsque vous commencez à leur laver le visage, mais le travail est si pressant qu'il faut le faire.

Un bébé ne doit pas être baigné juste après la tétée ou lorsqu'il a faim. Pourtant, la plupart des petits bébés s'endorment au sein et, très souvent, ne se réveillent que lorsqu'ils sont à nouveau prêts à manger. Cela semble poser un problème difficile, et je sais qu'il n'est pas toujours facile de choisir le bon moment, mais la meilleure façon, je pense, est la suivante.

Si le bébé tète au sein, dites à la mère qu'après cette tétée, vous souhaitez laver l'enfant et ne pas le laisser dormir profondément. Elle peut l'empêcher et le garder pendant les vingt minutes ou la demi-heure qu'il faut attendre après son repas, en attendant que vous ayez le temps de tout préparer pour le bain. C'est une grave erreur d'essayer de donner le bain à un bébé lorsqu'il a faim. Il criera pour réclamer sa nourriture du début à la fin de la représentation, hésitant de temps en temps lorsque quelque chose de chaud touche sa bouche, et il cherche avidement son repas, pour ensuite redoubler de cris lorsqu'il n'est pas satisfait. Rien n'est plus persévérant dans ses efforts qu'un bébé affamé. Satisfaites d'abord son appétit et attendez un temps raisonnable, lavez-le adroitement et rapidement, et il aura tellement sommeil à la fin que vous pourrez le coucher dans son lit et il s'endormira dans un instant, quand vous le pourrez. ramasser tous les vêtements souillés et le "désordre" général de l'opération de bain et laisser la pièce à nouveau rangée

.

Et juste ici, permettez-moi de parler un peu du lavage des vêtements du bébé. Bien sûr les robes ou combinaisons, les jupes et les couches vont à la blanchisseuse. Commencez chaque matin avec un ensemble de couches entièrement neuf, c'est-à-dire fraîchement lavé. Rassemblez tout ce qui a été utilisé au cours des dernières vingt-quatre heures et faites-les laver. Peut-être qu'ils ne doivent pas être repassés, mais ils devraient l'être toutes les vingt-quatre heures, même si vous devez le faire vous-même, et je ne pense pas qu'une infirmière devrait jamais être appelée pour le faire. Pourtant, je préfère le faire plutôt que d'utiliser une couche encore et encore.

Mais c'est des petites chemises que je souhaite particulièrement parler. Je pense que l'infirmière devrait les laver, ainsi que les chaussettes lorsqu'elles en ont besoin, ainsi que les châles tricotés que portent la plupart des bébés . Cela prend très peu de temps et si vous savez comment le faire, vous le ferez bien mieux que n'importe quelle blanchisseuse. La meilleure façon de laver ces choses est dans de l'eau fraîche de borax, et s'il y a un endroit où le bébé a vomi, mettez un peu de borax en poudre sèche (l'endroit est humide) et frottez-le. Ensuite, lavez en le plongeant. dans l'eau et en l'essorant. Répétez cette opération encore et encore jusqu'à ce que le vêtement soit propre. Rincer à l'eau claire et fraîche et essorer le plus sec possible dans une serviette ; puis mettez-le en forme et posez-le sur une serviette propre pour le faire sécher. C'est un bon plan de le poser sur une serviette pliée au-dessus d'un registre à moitié fermé et de placer un seul pli de serviette dessus. Il va sécher très bientôt. Si vous lavez le châle tricoté d'un bébé, faites très attention à l'essorage. Posez une grande serviette (la serviette de bain est la meilleure) à plat et, après avoir extrait la majeure partie de l'eau de la couverture, posez-la soigneusement sur la serviette, roulez les deux ensemble et essorez très fermement. Si cette serviette est mouillée, prenez une seconde. Lorsque vous êtes convaincu qu'il est aussi sec que possible, étalez-le sur une feuille pliée sur le sol, dans une pièce peu utilisée, puis tirez-le et disposez-le dans sa forme et sa taille d'origine.

Tout ce qui est fait en laine Germantown s'étire terriblement, mais vous pouvez l'arranger comme il se doit. Il aura l'air ébouriffé ici et là et ridé partout, mais quand il sera sec, il rétrécira bien. Seulement, ne l'accrochez pas, et lorsqu'il sera sec, vous serez surpris de le constater comme neuf. Si jamais on vous consulte au préalable sur ce qui serait bien pour le bébé, utilisez toute votre éloquence contre *toute* couleur mise dans ces châles tricotés. La laine Germantown est la meilleure à utiliser, et le tricot uni ou le point brioche est le meilleur à porter et à laver, et ces choses doivent être lavées avec la manipulation la plus soigneuse. Sur le bébé le plus gentil, ils deviendront sales, et les bleus et roses délicats deviendront les épaves les plus lamentables une fois lavés. Par conséquent, dites à votre patient de ne mettre aucune couleur dans ces premiers petits châles unis et confortables. Ils devraient mesurer un mètre de long sur environ les trois quarts de large. Deux ou trois suffiront et n'utilisez aucune des couvertures fantaisie envoyées par des amis. Rangez-les tous, avec un ou deux sachets, dans un tiroir pratique, et ne les sortez jamais à moins que le bébé ne doive être très beau pour être brièvement exposé à un ami. Ces bagatelles délicates et sophistiquées, une fois mouillées ou vomies, sont ruinées, et votre objectif devrait être de tout laisser aussi bon que vous l'avez trouvé lorsque vous quittez la maison. Après votre départ, la chère maman aura tout le temps de gâter toutes les jolies choses, et ce faisant, elle appréciera de plus en plus que vous en preniez soin.

XIII
LA VALLÉE DE L'OMBRE

Je suppose qu'aucune infirmière ne choisit délibérément de s'adresser à un cas incurable, mais la plupart d'entre nous qui ont exercé des soins infirmiers privés se sont retrouvés à un moment ou à un autre à s'occuper d'une personne qui, lentement et douloureusement, se rapproche de jour en jour de la grande Fin. Nous sommes peut-être partis pour rester quelques semaines, à cause d'une maladie aiguë, mais les symptômes ont changé et au lieu de guérir, nous devons faire face à un long et lent déclin, l'infirmière sentant qu'elle est nécessaire, décide de rester et de faire ce qu'elle peut. pour le pauvre corps défaillant, et ainsi les semaines s'éternisent dans la monotonie effroyable de cette seule chambre de malade, jusqu'à ce que nous sentions que nous avons été exclus du véritable monde des soins infirmiers, que nous sommes bloqués avec notre patient sur un îlot de douleur, qu'il n'y a d'autre perspective que l'unique vallée redoutable, d'autre objet en mouvement que le fleuve de la Mort, et aucun espoir pour la vie que nous gardons. Chaque semaine, nous devenons de plus en plus rouillés quant à notre technique chirurgicale difficilement acquise, de plus en plus déconnectés de ceux qui vont et viennent chez un patient après l'autre, et qui, naturellement, comptent sur tant de victoires sur l'ennemi même qui nous savons qu'ils vaincraront la vie pour laquelle nous nous battons pour sauver. Pourtant, nous sommes conscients que tous nos soins n'apporteront jamais la victoire, que toutes nos compétences ne peuvent qu'aider à aplanir le chemin accidenté que les pieds doivent parcourir seuls. La répétition sans fin des mêmes symptômes est lassante, la seule variation possible étant une douleur nouvelle, qui indique une autre étape dans le développement de la maladie. Une amélioration ne nous réjouit guère, car nous savons qu'elle n'est que temporaire et peut-être suivie d'une exacerbation des troubles.

Souvent, l'infirmière elle-même n'appelle que pour une partie de la journée, mais cette partie est si nécessaire que sa présence est impérativement exigée. Le reste du temps, il y a peu de choses à faire, si ce n'est peut-être de veiller sur les forces défaillantes, de surveiller les accidents fâcheux qui pourraient briser le fil fragile qui lie encore l'esprit à la terre. Il faut probablement que la chambre soit bien rangée et que les vêtements du patient soient soignés, et l'infirmière a le sentiment d'avoir dégénéré en servante.

Celle qui a vécu une telle expérience et qui est restée courageusement jusqu'au bout auprès de son patient a subi une formation plus sévère que toutes celles qu'elle a eues dans sa vie hospitalière et a obtenu un nouveau diplôme.

Il y a certaines choses que l'infirmière peut faire pour éclaircir ces jours sombres, certaines choses qui peuvent aider à la fois elle-même et son patient, et je vais essayer de les montrer.

Tout d'abord, il convient d'étudier votre cas d'un point de vue pathologique. Découvrez l'hérédité, le mode de vie quotidien, la première manifestation de la maladie, quelles circonstances y ont conduit, comment elle a été traitée, quel succès le traitement a semblé avoir, quels symptômes peuvent maintenant être notés, quelles complications se sont manifestées. , et leur influence sur la maladie d'origine. Une histoire minutieuse pourrait être rédigée englobant tous ces points, et à mesure que de nouveaux symptômes apparaissent, ils doivent être observés et notés. Tout cela devrait être précieux et devrait aider un jour à montrer à quelqu'un qui vient de s'engager sur le chemin redouté, comment éviter ce qui sera sûrement une maladie mortelle. De nombreux articles précieux pourraient être rédigés pendant les longues heures où l'infirmière a le sentiment de perdre son temps, si elle étudiait intelligemment son cas et écrivait l'histoire de la maladie, ce qui l'a provoquée et comment elle est combattue.

Peut-être, si cela pouvait être arrangé, l'infirmière pourrait-elle disposer d'une partie de la journée, une ou deux fois par semaine, et elle pourrait se rendre au service des consultations externes de son hôpital , ou dans un dispensaire, et effectuer un travail qui lui confère un petit sentiment de réussite. il; le travail dans une station de lait pour bébés , ou presque n'importe laquelle des nombreuses activités caritatives, permettrait de reposer et de rafraîchir celui qui est avec le même patient depuis des mois.

Deuxièmement, comme une étude psychologique. Nous savons tous que nous devons mourir, nous sentons que nous parlons chaque jour à des gens qui ne seront peut-être plus en vie dans douze mois ; mais nous ne sommes pas réellement certains que nous-mêmes ou l'un de nos amis serons morts si tôt, et nous agissons et parlons habituellement comme si nous devions tous vivre indéfiniment. Ainsi, être étroitement associé à quelqu'un dont nous savons qu'il se rapproche de plus en plus de la vie au-delà de la tombe est une chose très solennelle ; que le malade le sache ou non, l'infirmière le sait, et une telle personne doit être considérée avec un intérêt particulier.

Elle est si près de connaître le grand Mystère. Elle verra bientôt ceux qui l'ont précédée. L'impuissance actuelle deviendra si merveilleusement la Vie Éternelle. Il semble qu'à mesure que la fin approche, et encore plus proche, on pourrait peut-être envoyer un message à certains de nos proches disparus auparavant : « Si vous voyez certains de mes proches, sur cette autre rive, porte-leur un salut affectueux de ma part, dis-leur que j'essaie de vivre comme ils voudraient que je vive. Une telle pensée tremble sur la langue, tant l'invisible semble s'approcher de nous.

Face à ces choses, combien les pensées sur notre propre dignité semblent minimes. Tout est *service*, et le service est ce pour quoi nous avons été faits.

"Je ne passe par ce chemin qu'une seule fois. Si donc je peux rendre *un* service à mon prochain, qu'il me soit permis de le faire maintenant, car je ne repasserai plus par ce chemin." Cette citation est familière à tous, et elle nous vient particulièrement à l'esprit lorsque nous servons ceux qui doivent mourir. Lorsqu'ils seront partis, il ne sera plus possible de les ramener pour expliquer les tâches négligées ou non accomplies. "Nous ne passons par ici qu'une seule fois."

Troisièmement, d'un point de vue religieux. Il est tout à fait impossible de dire quel est exactement le devoir de l'infirmière en ce qui concerne le côté religieux de son ministère, bien que le désir d'aider doive souvent être dans l'esprit de toute infirmière réfléchie qui s'occupe d'un cas incurable.

Il se peut que la patiente ne connaisse pas son état et que le médecin ne souhaite pas qu'elle soit informée ; alors, bien sûr, les lèvres de l'infirmière doivent être fermées, quant à toute allusion à la terrible vérité. Les opinions religieuses de la patiente et de ses amis peuvent être différentes de tout ce que connaît l'infirmière, ou peut-être que le pasteur de la famille vient fréquemment pour instruire et réconforter le malade et la famille.

demandera parfois la lecture d'une partie de la Bible, et à moins que la partie ne soit spécifiée, l'infirmière peut ne pas savoir vers qui se tourner. Certaines parties des Écritures sont si généralement connues et acceptées qu'elles ne peuvent guère manquer de donner espoir et réconfort, quel qu'ait été l'enseignement religieux jusqu'à présent.

Je suggérerai alors *au cas où* des lectures seraient demandées. Les Psaumes regorgent de belles pensées et prières réconfortantes. Le 23 a aidé bien des âmes pauvres sur le point de faire leur dernier voyage, le 37, qui commence par « Ne t'inquiète pas », montre que sont vraiment bienheureux ceux qui ont confiance dans le Seigneur, le 51, « Aie pitié de moi, ô Dieu, " enseigne la repentance, le 42d, " Comme le cerf soupire après les ruisseaux, ainsi mon âme désire Toi, ô Dieu ", montre le désir de l'âme pour Dieu.

Dans le Nouveau Testament, le chapitre 14 de l'évangile de saint Jean est un favori universel, en raison de ses pensées réconfortantes : « Il y a plusieurs demeures dans la maison de mon Père ». Dans l'évangile de Saint Luc, chapitre 15, verset 11, nous avons la parabole du fils prodigue, pour montrer à quel point l'amour de Dieu et son pardon sont complets et parfaits lorsque le péché est abandonné. Dans 1 Corinthiens, chapitre 15, verset 20, nous avons un argument magistral en faveur de la résurrection d'entre les morts et d'une vie au-delà de la tombe. Dans Apocalypse, chapitre 14, verset 13, il y a une pensée très réconfortante pour ceux qui ont mené une vie intense et souffrent beaucoup.

Ces quelques références aideront, je l'espère, si une infirmière est appelée à lire la Bible et se sent un peu perplexe quant à savoir vers qui se tourner.

Il y a bien sûr d'autres passages innombrables, qu'on pourrait retrouver à l'aide d'une concordance, et qu'il serait bon de noter sur un bout de papier, prêt à tout appel. Parfois, un patient demande une prière, et il n'est pas fréquent qu'une infirmière se sente compétente pour s'agenouiller près du lit et faire une prière improvisée acceptable. Je suggère donc d'acheter un volume de « Prières pour les malades ».

De très petits livres délicats peuvent être achetés dans les librairies de l'église, remplis de ces prières.

Le Livre épiscopal de prière commune contient de nombreuses prières utiles.

La phrase, la collecte et l'ensemble du service de Pâques dans ce livre rayonnent des vérités de la Résurrection, et les hymnes de Pâques sont accordés sur le même thème inspirant.

Cette dernière pensée, je vous la laisse. Quelle considération plus utile peut venir à une nourrice fatiguée que de voir le malade qu'elle a soigné pendant tant de semaines ou de mois, en entrant dans la vie éternelle, déposer devant le Seigneur de Gloire le nom du quelqu'un qui était avec elle, qui l'a aidée, qui a pris soin d'elle et qui a été fidèle à sa confiance jusqu'au bout ?

9 789359 251479